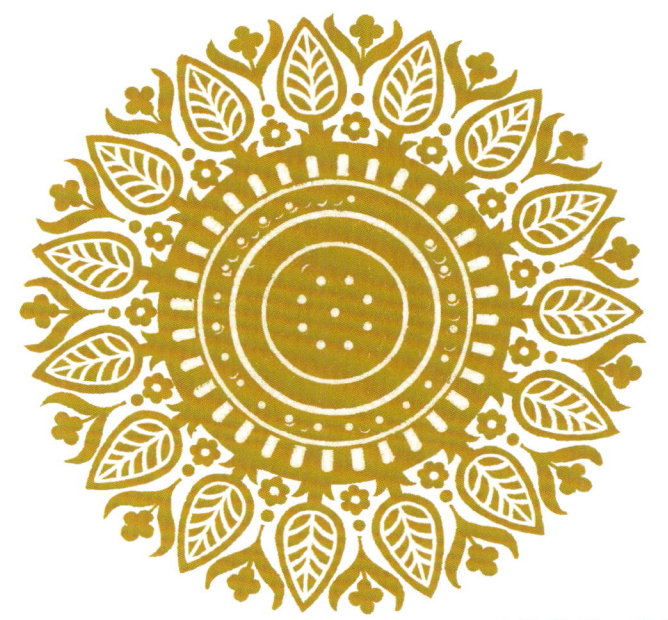

INES AUB

KAMASUTRA

INHALT

Voller Genuss

Wilde Begierde

Erotik pur

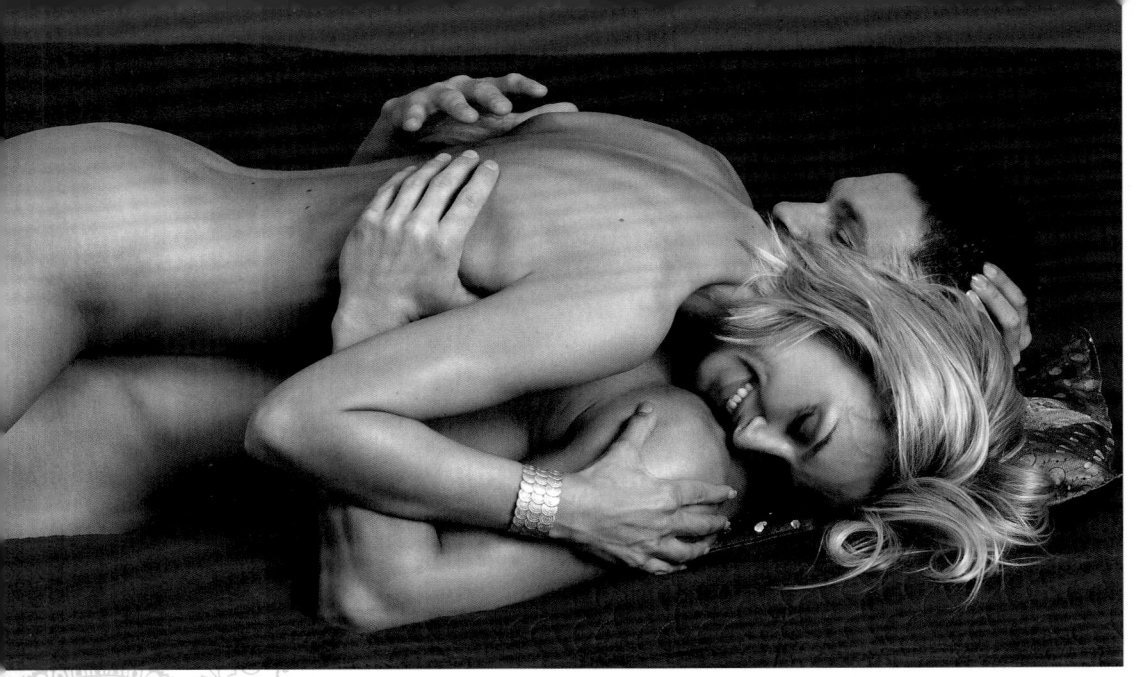

Die Kunst der Verführung

*

Das Leben und seine Begleitumstände können gelegentlich ziemlich unsexy sein. Man denke nur an Steuerbelege sortieren, herumliegende Socken aufräumen, Kindernasen putzen oder sich mit seinem Süßen zanken, weil er beim Einkaufen den Kaffee vergessen hat. Trotzdem – oder vielleicht gerade deswegen – dreht sich in der

Welt um uns herum offenbar fast alles um das schöne Thema Sex. Denn Begehren und Verführung, gekrönt von gutem, lustvollem Sex, bereichern das Lebensgefühl ungemein.

Antrieb für jede sexuelle Begegnung ist die Lust. Flattern bei frisch Verliebten schon beim bloßen Anblick oder nur beim Hören der Stimme ihrer/s Liebsten die Schmetterlinge im Bauch aufs Heftigste, so kann sich dieses Gefühl im Laufe einer Beziehung zu einer gerade noch blasser Erinnerung verflüchtigen. In jeder Paarbiographie gibt es dabei sexuelle Hochs und Tiefs, selbst wenn der Sex in der ersten Zeit so großartig war, dass man sich ein »heute nicht, Liebling« gar nicht vorstellen konnte. Lustkiller wie Stress oder Alltagssorgen stellen sich ein, die sich als teilweise schwer zu umschiffende Hindernisse auf dem Weg zum Liebeslager erweisen.

Die schönste Sache der Welt

Nur, was tun, wenn der erste Liebesrausch verflogen und der Beziehungsalltag eingekehrt ist? Ein Tipp: Entlasten Sie Ihr Sexleben und vergessen Sie, dass Sie nur guten Sex haben können, wenn Ihr Körper unbedingt will.

Lieben Sie sich stattdessen, wann immer Sie es sich beide gut gehen lassen wollen. Planen Sie Ihre erotischen Begegnungen wie eine Einladung mit engen Freunden und halten Sie die Termine fest ein. Gestalten Sie Ihre erotischen Verabredungen als erfüllende und auch inszenierte Liebesabenteuer. Vervollkommnen Sie Ihre Künste der Verführung und des Liebesspiels. Genießen Sie Sex als Wellness-Einheit, die Sie Alltagsbanalitäten vergessen lässt, die Sie entspannt und wunderschön macht – und die Ihrer Beziehung nicht nur sichern

Halt, sondern auch das gewisse Etwas verleiht. Werden Sie eine erfahrene Geliebte und ein kundiger Liebhaber. Üben Sie Ihre Sinnlichkeit! Denn guter Sex lässt sich tatsächlich lernen, vorausgesetzt Sie sind offen dafür und neugierig auf Ihre verborgenen erotischen Talente. Lassen Sie Ihre sexuellen Begegnungen zum – für beide – unverzichtbaren Ritual werden.

 TANTRA UND KAMASUTRA

Der Tantrismus oder Shaktismus ist eine der drei großen Richtungen der Gottesverehrung im Hinduismus. Seine Anhänger verehren Shakti, die Gattin des großen Gottes Shiva. Sie ist die Kraft, die alles Leben ermöglicht und das Universum erhält. Dabei gilt die sexuelle Energie als der ursprünglichste Ausdruck der Schöpferkraft, denn sie vereint den männlichen und weiblichen Gegensatz und kann neues Leben hervorbringen. Deshalb sind die Symbole des Tantra sexueller Natur: der männliche Lingam oder Penis sowie die weibliche Yoni oder Vulva. Auf dem Weg zur Erleuchtung setzen Tantriker vor allem auf Meditation und sexuelle Praktiken, wie sie auch im Kamasutra dargestellt werden.

Guten Sex kann jeder lernen

»Nun haben die Menschen schon seit Ewigkeiten Sex, und wir wissen noch immer nicht, wie man es richtig macht«, unkte einst das Time Magazine. Für den westlichen Menschen dürfte das im Großen und Ganzen tatsächlich zutreffen. In unserer Post-Kultur der Aufklärung spielen Sinne und Sinnlichkeit im Gegensatz zu Rationalismus und Analyse eine eher untergeordnete Rolle.

Die besten Vorbilder für sinnenfrohes Leben und Lieben finden wir in großen Werken der Weltliteratur aus asiatischen Kulturkreisen: dem chinesischen »Dao der Liebe«, dem persischen »Ananga Ranga« oder eben dem indischen Kamasutra. Das letztere, kunstvoll bebilderte Standardwerk wies schon vor Hunderten von Jahren Liebende in die Kunst der Verführung ein,

offenbarte ihnen Geheimnisse zur Weckung der Sinne und zur Luststeigerung, bis hin zu genauen Anweisungen für das Liebesspiel. Jede
erotische Begegnung konnte so zu einem erfüllenden spirituellen
Erlebnis werden. Bei den meisten der berühmten Liebesstellungen
dienten die Natur und insbesondere die Tierwelt sowie die Mythologie als Vorbilder.

Das Kamasutra: Lehrbuch der Liebeskunst

Vatsyayana Mallanaga war vermutlich ein Gelehrter, der um 250 v. Chr.
die Schriften dreier unterschiedlicher Autoren zur Lebens- und Lie-
beskunst zu einem Werk, dem Kamasutra, zusammenfasste. Vom
Autor dieses ältesten erhaltenen indischen Lehrbuches der Erotik ist
nichts weiteres bekannt.

Bis heute beschäftigen sich Indologen und Kulturhistoriker mit dem
berühmten, aus sieben Einzelbüchern bestehenden Liebesleitfaden.
Um die erste Übertragung des Kamasutra ins Englische machte sich
1884 der bekannte Orientalist Richard Francis Burton verdient.
Er übersetzte auch die »Geschichten aus 1001 Nacht« sowie das im
16. Jahrhundert verfasste persische Erotik-Werk »Der duftende Gar-
ten«. Das Original-Kamasutra spiegelt eine Zeit wider, die reich an
verfeinerter Lebenskunst, Delikatesse und Ästhetik war. Die Erotik
durchdringt dabei jeden Aspekt des Alltags kultivierter Männer und
Frauen aus der gesellschaftlich hoch stehenden Brahmanen-Kaste.
Das Buch behandelt Fragen zum harmonischen Zusammenleben von
Mann und Frau sowie zur Stellung der Geschlechter, die den Frauen
zumindest auf dem Liebeslager dieselben Rechte und denselben
Genuss einräumte wie ihren Ehemännern.

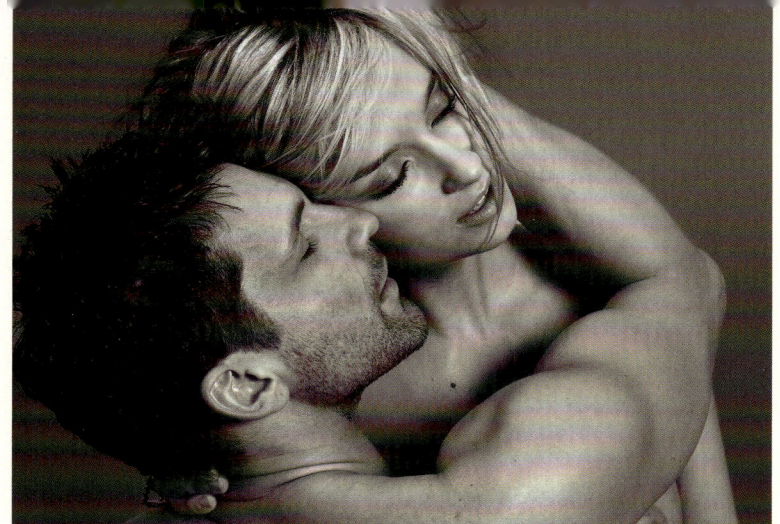

Das Ziel: Der perfekte Liebhaber

Zielgruppe des Kamasutra waren in erster Linie wohlhabende junge (Lebe-)Männer, die ihre Künste als Verführer und Liebhaber zu vervollkommnen lernen sollten. Schließlich ging es um nicht weniger, als immer wieder gekonnt die Sinnlichkeit und Lust der Geliebten zu erwecken. Ausführlich werden in diesem Zusammenhang auch Ratschläge zur Verschönerung von Haut und Haar sowie zum erregenden Vorspiel, zum gekonnten Küssen, aber auch für leidenschaftlichere Spielarten wie Kratzen und Beißen oder zur Herstellung von altindischem »Sex-Spielzeug«, etwa Dildos aus Edelmetall oder Horn, abgehandelt. Im Kamasutra geht es um guten Sex, mit dem Mann und Frau in jeder Liebeslage höchsten Genuss erreichen können. Dazu dienen natürlich die Liebesstellungen, von denen die eine oder andere allerdings nur nach langjährigem Yogatraining zu bewerkstelligen ist. Kulturhistoriker vermuten, dass einige Positionen einfach der blühenden

Fantasie eines bildenden Künstlers entsprungen sind und ihren Betrachtern nur zur Belustigung gedient haben dürften.

Doch vor allem half das unterhaltsame Bilder- und Lesebuch jungen indischen Dandys auf die Sprünge und ihren Gespielinnen zu Lust und Sinnesfreuden. Und auch heute ist das Kamasutra eine großartige Inspirationsquelle, um unsere Erotik frei und fantasievoll auszuleben.

Was Sie in diesem Buch erwartet

Entdecken Sie auf den nächsten Seiten die Künste des Liebens und des Liebesspiels. Die Lehren des Kamasutra zur gekonnten Verführung, zur Schaffung einer angenehmen, verlockenden Liebesatmosphäre, eines erregenden Vorspiels, ausgefeilter Finger- und Zungentechniken und spannender Stellungswechsel lassen aller Wahrscheinlichkeit kaum mehr Wünsche offen. Lassen Sie sich von verschiedenen Stellungen neugierig machen und genießen Sie es, Ihre erotischen Begegnungen nach Lust und Laune zärtlicher, kreativer, genussvoller oder leidenschaftlicher zu gestalten.

Jedes Kapitel ist einer Stimmungslage, einem Bedürfnis, einem seelischen Thema gewidmet, die in einer Beziehung ab und an auftauchen. Erotische Begegnungen können Missstimmungen ausgleichen, für Entspannung sowie für frischen Wind in der Beziehung sorgen. Bei den vorgeschlagenen Stellungsspielen geht es um mehr Nähe und mehr Leidenschaft, aber auch um Spaß am Spiel und reinen Genuss. Selbstverständlich sind alle Stellungen auch untereinander nach Lust und Laune kombinierbar. Außerdem wurden vor allem Positionen ausgewählt, die auch ohne akrobatische Vorkenntnisse zu meistern sind. Ernsthaftigkeit und Leidenschaft, Heiterkeit und Spielfreude,

Zärtlichkeit und Liebe – alles darf so sein, dass es Ihnen beiden beim Sex richtig gut geht. Nichts muss sein, weshalb auch nichts wirklich schief gehen kann. Falls also eine Stellung mal nicht so klappen sollte, wie auf den schönen Bildern auf den nächsten Seiten zu sehen, nehmen Sie die Sache mit Humor!

Die Kunst des Vorspiels

Vatsyayana, der Autor des Kamasutra, geht sehr genau auf die verschiedenen Arten des Liebesgenusses ein. So behandelt er zum Beispiel die Zeitdauer, die der Liebesakt in Anspruch nehmen kann: Vom Quickie bis zum stundenlangen Hinauszögern des Höhepunkts ist alles möglich. Dabei berücksichtigt er auch, dass sich die Leidenschaft der Frau in aller Regel anders entwickelt als die des Mannes. So vergleicht er die weibliche Lust mit einer Töpferscheibe, die sich erst langsam dreht und dann nach und nach immer schneller und schneller wird. Natürlich gibt es Frauen, die schon auf einen eindeutigen Blick oder eine Berührung anspringen, um dann im Bett ein regelrechtes Feuerwerk der Leidenschaft zu entfachen. Oft verhält es sich jedoch wie beschrieben, weshalb aus Vatsyayanas Sicht erst dann beiderseitige Zufriedenheit herrschen kann, wenn sich der Mann die Zeit nimmt, mit einem erregenden Vorspiel die Liebeslust seiner Gefährtin zu erwecken.

Berührung der Sinne

Augen und Ohren, Nase und Zunge und vor allem die Haut als größtes Sinnesorgan des Körpers können im Liebesakt auf ihre Kosten kommen. So wird guter Sex nicht nur von gegenseitigem Vertrauen und der Lust an Hingabe und Loslassen bereichert. Er gewinnt auch durch ein angenehmes, sinnenfrohes Ambiente und – wie ein Musikstück – durch das Spiel von Rhythmus, Tempo und Intensität. Vatsyayana rät zudem, dass sich beide Liebende vor ihrer Begegnung sorgfältig pflegen, kleiden und schmücken und ihr Liebeslager als Ort der Sinnlichkeit gestalten. Ihrer Fantasie sind dabei keine Grenzen gesetzt: Von edler Bettwäsche über Rosenblätter auf den Laken, sanfte Klänge aus dem Hintergrund, duftende Öle, Arrangements von Früchten und perlendem Champagner ist alles möglich. Tauschen Sie schon beim »Anrichten« kleine Zärtlichkeiten aus und streuen Sie erotische Andeutungen in Ihr Liebesgeplänkel ein: »Als ich heute im Auto saß, habe ich nur an dich gedacht und wie du aussiehst, wenn du ... – Weißt du noch, im letzten Urlaub ...?«

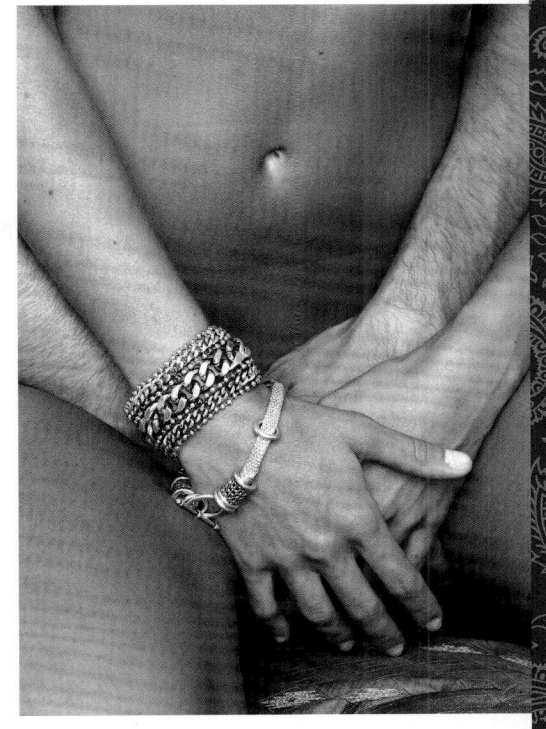

Lassen Sie sich Zeit

Lust findet immer und zuallererst im Kopf statt. Idealerweise baut sich die Leidenschaft schon über den Tag hinweg und zuletzt bei einem erregenden Vorspiel auf, bis beide Liebenden nur noch aus gegenseitiger Anziehung bestehen. Je länger Sie sich dabei Zeit nehmen, desto leidenschaftlicher wird Ihr Liebesakt.

Dabei muss das Vorspiel für Ihre zärtliche Begegnung nicht zwangs-
läufig im Bett beginnen: Sie können sich vorher noch mit Freunden
treffen, im Kino Händchen halten oder tanzen gehen. Dabei stimmen
Sie sich schon auf Sex ein. Das heißt natürlich auch, dass Sie bereits
tagsüber damit beginnen können, indem Sie zwischendurch am
Schreibtisch, im Auto, beim Bettenbeziehen oder beim Kochen zärtliche Gedanken und leidenschaftliche Fantasien hegen. Wenn Sie sich
schon gut kennen und vertraut miteinander sind – rufen Sie einfach
kurz an und erzählen Sie Ihrem Partner, was Sie gerade (nicht) anha-
ben, und was Sie jetzt gerne mit ihm oder ihr anstellen möchten. Das
kann viel Spaß machen, auch oder gerade wenn der andere im Mee-
ting sitzt oder beim Einkaufen in der Schlange steht. Eine SMS geht
selbstverständlich auch. Stellen Sie sich dann später unter der Dusche
vor, wie und wo Sie berührt und geküsst werden. Wenn Sie sich endlich gegenüberstehen, genießen Sie das weitere Hin und Her und lassen Sie Ihr Begehren wachsen, das sich wann immer Sie wollen in
reinster Lust aufeinander entladen darf.

Die Kunst der Umarmung

Laut Vatsyayana ist eine Umarmung immer Ausdruck der Liebe von
Mann und Frau. Bei einem Vorspiel oder einer Verführung kann es
zum Beispiel zu spontanen, zufälligen Berührungen kommen. Dies
ergibt sich, während beide einfach aneinander vorbeigehen oder
nebeneinander sitzen. Diese Art der scheinbar unbeabsichtigten
Berührung kann die Spannung und Lust erhöhen. Auch wenn sie ihn
ganz zufällig im Vorbeigehen mit ihren Brüsten streift, ist das nicht
nur hoch erotisch, sondern gilt als Umarmung zweier Liebender, die

noch Verstecken voreinander spielen. Schon eindeutiger wirkt da die so genannte »reibende« Umarmung, bei der beide halb »zufällig« aneinander stoßen. Wirklich eng umschlungen geht es erst später zur Sache, wenn Verführung und Vorspiel in den Liebesakt münden.

Die Kunst des Küssens

Ein leidenschaftlicher Kuss geht bereits über das Vorspiel hinaus und leitet den erotischen Akt ein – oder auch nicht. Denn es gibt kaum ein untrüglicheres Zeichen, ob zwei Liebende auch später im Bett Vergnügen aneinander haben, als einen Kuss. Beim Küssen zeigt sich, ob die Chemie zwischen zwei Menschen stimmt, ob Geruch und Geschmack des anderen angenehm und verlockend sind. Zudem sind unsere Lippen, Zunge und Mundschleimhaut mit ähnlich empfindlichen Nervenendungen

 UMARMUNGEN IM LIEBESAKT

Schlingende Ranke: Diese Stellung findet im Stehen statt. Dabei umschlingt die Frau den Mann und zieht seinen Kopf zu sich heran, um ihn zu küssen.
Besteigen des Baumes: Auch hier stehen beide Partner. Sie setzt einen Fuß auf den Fuß ihres Liebsten und den zweiten auf seinen gebeugten Schenkel oder schlingt ihr Bein um ihn, während sie mit dem einen Arm seinen Rücken umgreift und mit dem anderen seine Schulter herabbeugt.
Sesam und Reis: Die Liebenden liegen auf dem Bett und umarmen sich mit verschränkten Armen und Beinen so, als ob sie miteinander ringen würden.
Milch und Wasser: Sie sitzt auf seinem Schoß oder dem Bett und beide umarmen sich so, als wollten sie ineinander eindringen.

ausgestattet wie Yoni und Lingam. Küssen dürfen Sie laut Kamasutra überallhin, wo Ihr Partner es gern hat. Ob Sie das sehenden Auges oder mit geschlossenen Lidern tun, ist Geschmackssache. Während des ersten Liebesaktes empfiehlt das Kamasutra nur wenige und sporadische Küsse. Sollte es noch zu einem zweiten kommen, dürfen sich die Liebenden dann mit Küssen und Zärtlichkeiten überhäufen.

Nachdem der »gemessene« Kuss – Mund auf Mund ohne Zungenspiel – eher Ausdruck einer liebevollen Geste ist, ist der zuckende Kuss schon etwas verführerischer. Dabei versucht die Frau nur mit ihrer Unterlippe seine Unterlippe zu umfassen. Der Kuss wirkt so deutlich fordernder, à la »Ich will ein bisschen mehr«. Dann gibt es noch leidenschaftlichere Variationen: Er küsst ihre Oberlippe, sie seine Unterlippe. Die Lippenklammer ist die Entsprechung für den westlichen Zungenkuss. Dabei ergreift einer die Lippen des anderen und berührt mit der Zunge Gaumen oder Zunge des anderen. Beginnen Sie langsam, gefühlvoll und erst mit der Zungenspitze, den Mund Ihres Liebespartners zu erforschen. Schlabber- und Schwammküsse sind mehr als abtörnend.

Den Tiger und die Tigerin herauslassen

Im Kamasutra gehören Kratzen und Beißen ebenso zum Liebesritual wie Umarmen und Küssen. Besonders empfiehlt Vatsyayana diese Techniken als Ausdruck von Leidenschaftlichkeit beim ersten Mal seit langer Zeit, vor einer Trennung und nach der Rückkehr sowie bei der Versöhnung mit einem/r zornigen Geliebten. Weniger bissige Liebhaber und Liebhaberinnen können guten Gewissens auf die Liebesmale verzichten.

Ebenso zum Liebesspiel gehört im Kamasutra das Schlagen, da die Liebe eben auch mit Streit und Groll einhergehen kann. Allerdings sind damit weniger grobe Tätlichkeiten gemeint, sondern eher Klapse mit der flachen Hand, um sich abzureagieren, oder auch mit den Fäusten auf seinen oder ihren Rücken zu trommeln. Für all dies gilt es, die eigene Kraft und Zärtlichkeit sowie das Feuer und die Kräfte des geliebten Partners richtig einzuschätzen.

Die Kunst des Cunnilingus

Eine besonders schöne Art sie zu verwöhnen, ist die Liebkosung ihrer Yoni mit Lippen und Zunge. Diese Liebestechnik ist wunderbar, wenn die Frau sich einen besonders genussvollen Höhepunkt wünscht. Ihre Partnerin kann dabei liegen (das ist am entspannendsten) oder sitzen und ihre Beine über Ihre Schultern legen, je nachdem, was sich gerade ergibt. Sie machen es sich ebenfalls bequem und tauchen in ihrer Mitte ab. Falls Sie sich beide mit dem Mund verwöhnen möch-

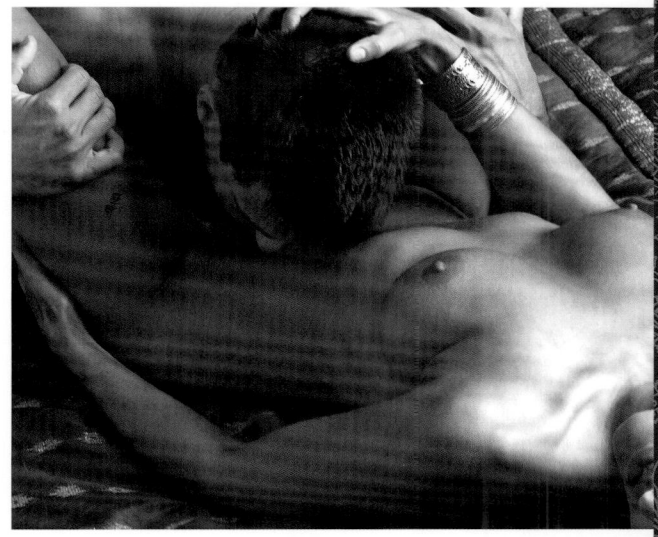

ten, nehmen Sie die Rabenstellung ein (Tipp Seite 69). Dann kann das beglückende Spiel mit der Zunge beginnen. Dabei können Sie experimentieren und einfach warten, wie sie auf Ihre Berührungen reagiert: Kommt sie Ihnen mit dem Becken entgegen, stöhnt sie vor Lust? Lassen Sie sich ruhig von ihr dirigieren. Das Kamasutra beschreibt die Technik so, dass Sie zum Auftakt mit der Zunge seitwärts oder der Länge nach über die Klitoris streichen. Je zarter die Berührung, desto elektrisierender wirkt sie. Dann können Sie die Vorhaut der Klitoris leicht zwischen Ihre Lippen nehmen und daran saugen und zugleich weiter die Klitoris lecken oder auf ihr züngeln. Je mehr sie sich windet, desto intensiver dürfen Sie vorgehen – oder

es eben noch weiter hinauszögern: Sie können mit der breiten Zunge über die Klitoris und den Schambereich lecken, Kreise um die Klitoris beschreiben oder gleichzeitig mit einem Finger in die Yoni dringen und den G-Punkt massieren, bis sie den Gipfel ihrer Lust erreicht.

Die Kunst der Fellatio

Zu Vatsyayanas Zeiten galt diese Liebestechnik wie der Cunnilingus als Geheimpraktik. Die bequemste Lage für ihn ist dabei auf dem Rücken, während Sie am besten im 90-Grad-Winkel neben ihm knien. Manche Männer lieben es, auch im Stehen »bedient« zu werden. Zunächst halten Sie dabei seinen Lingam in der Hand und streifen ihn liebkosend mit Ihren Lippen. Dann bedecken Sie die Eichel mit knospenartig geschlossenen Fingern und stimulieren den Lingam dabei von der Seite mit den Lippen. Jetzt küssen Sie seine Spitze und saugen kurz an ihr, um ihn anschließend ein wenig in Ihren Mund einzuführen und ihn mit Ihren Lippen zu pressen. Um das Spiel zu verzögern, halten Sie den Lingam wieder in der Hand und bedecken ihn mit Küssen. Jetzt lecken Sie ihn und lassen Ihre Zunge um die Eichel wirbeln. Hier befindet sich seine empfindlichste Stelle. Die meisten Männer finden es erregender, wenn ihr Lingam von oben nach unten stimuliert wird als umgekehrt. Anschließend nehmen Sie ihn ganz in den Mund und saugen daran. Gleichzeitig können Sie sanft den männlichen Beckenboden zwischen After und Hoden massieren oder zur Abwechslung die Hoden in den Mund nehmen und daran lutschen. Ob Sie seinen Lingam beim Erguss im Mund behalten ist Geschmacksache. Auch zwischen Ihren (eingeölten) Brüsten oder Händen kann der Abschluss für beide sehr schön sein.

Stellungsspiele

Wer körperlich gut miteinander harmoniert, wird am meisten Genuss am gemeinsamen Liebesspiel haben. Deshalb werden Männer und Frauen im Kamasutra nach Größe ihres Lingams respektive der Tiefe ihrer Yoni unterschieden. So gibt es unter Männern Hasen, Stiere und Hengste beziehungsweise bei den Frauen Gazellen, Stuten und Elefantenkühe. Als viel versprechend gilt die Vereinigung der passenden Lingams und Yonis, also von Hase und Gazelle, Stier und Stute sowie Hengst und Elefantenkuh. Weniger erfreulich für beide ist ein kleinerer Lingam in einer größeren Yoni. Man denke dabei an einen Hasen in einer Stute. Die Frau kann allerdings im Stellungsspiel ihre Yoni verengen oder erweitern. Enger wird sie etwa durch eine geschlossene Stellung in Seiten- oder Rückenlage (siehe Seite 33 und 77).

Variieren nach Lust und Laune

Ein Liebespaar hat verschiedenste Möglichkeiten, den Sex so abwechslungsreich wie möglich zu gestalten. Dazu reicht schon eine Veränderung der Beinstellung, oder es probiert Positionen im Sitzen, Knien, Liegen oder Stehen aus. Das Kamasutra lehrt zudem verschiedene Stoßtechniken, mit denen der Mann durch unterschiedliche Eintrittswinkel verschiedene Stellen in der Yoni reiben oder massieren kann. Letztlich ist es Typsache, auf welche Weise Sie Ihrer Lust Ausdruck verleihen möchten. Hilfreich ist es auf jeden Fall, vorher offen über Wünsche und Abneigungen zu sprechen. Wenn Ihnen das weniger liegt, verlassen Sie sich darauf, was Ihnen Ihre Sinne sagen. Diese können zwar gelegentlich trügen, aber im Zweifelsfall sagt ein Kuss auch mehr als tausend Worte.

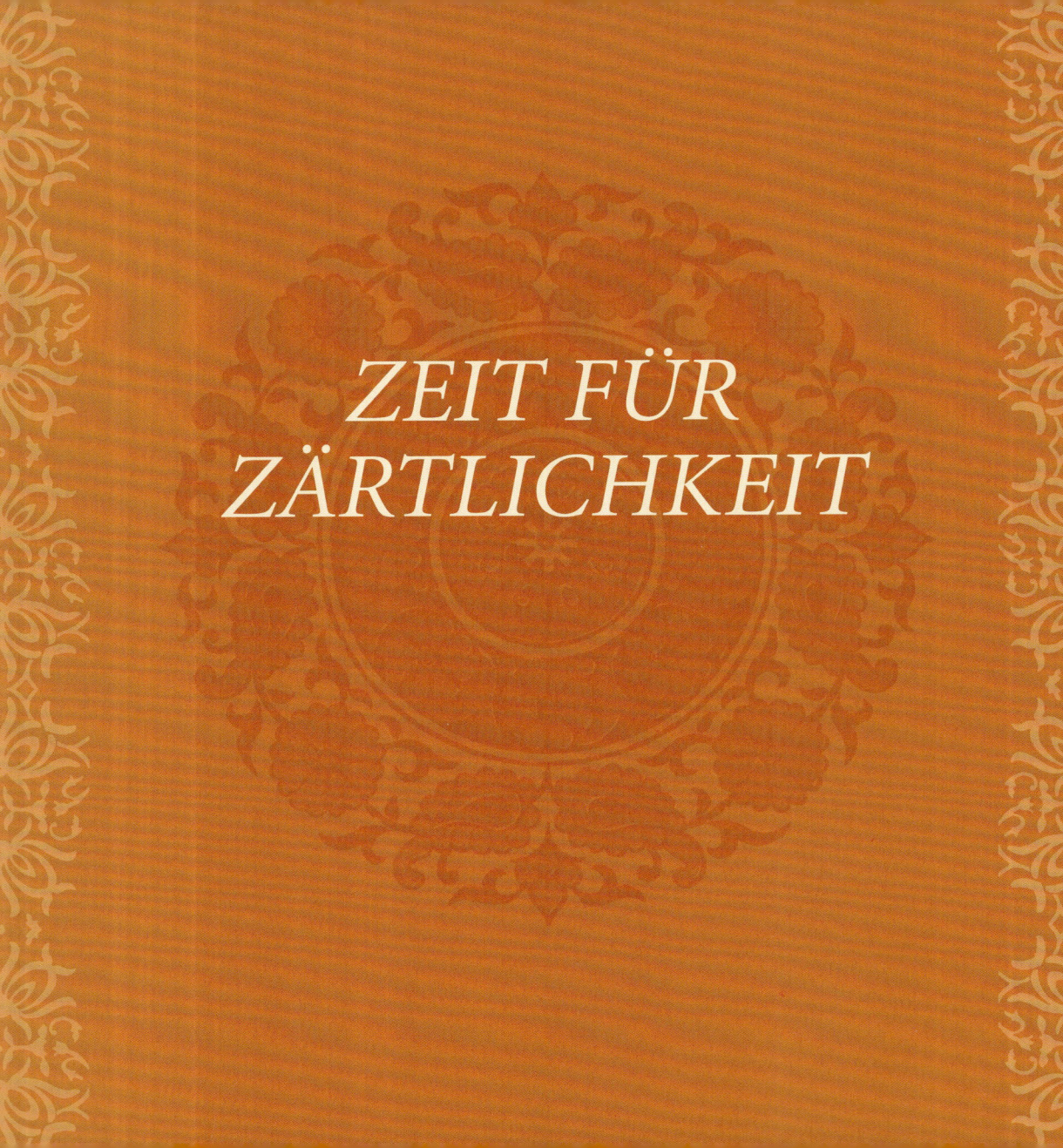

ZEIT FÜR ZÄRTLICHKEIT

*

*Manchmal sehnen wir uns nach
der Wärme und Geborgenheit in den Armen unse-
res Partners, doch es fehlt die Energie für ein aufregen-
des Liebesspiel voller Wildheit und Intensität. Der
Alltag mit seiner Terminhetze und all den tausend
Dingen, die zu erledigen sind, ist oft ein enormer
Lustkiller. Doch Sex geht auch anders: zärtlich, innig
und genussvoll. Auf diese Weise zelebrierter Sex
macht vieles wieder gut, lässt den Alltag in einem
rosigeren Licht erscheinen, und Sie fühlen sich nach
einer liebevollen Vereinigung wieder mit sich, Ihrem
Partner und der Welt in Einklang.*

*

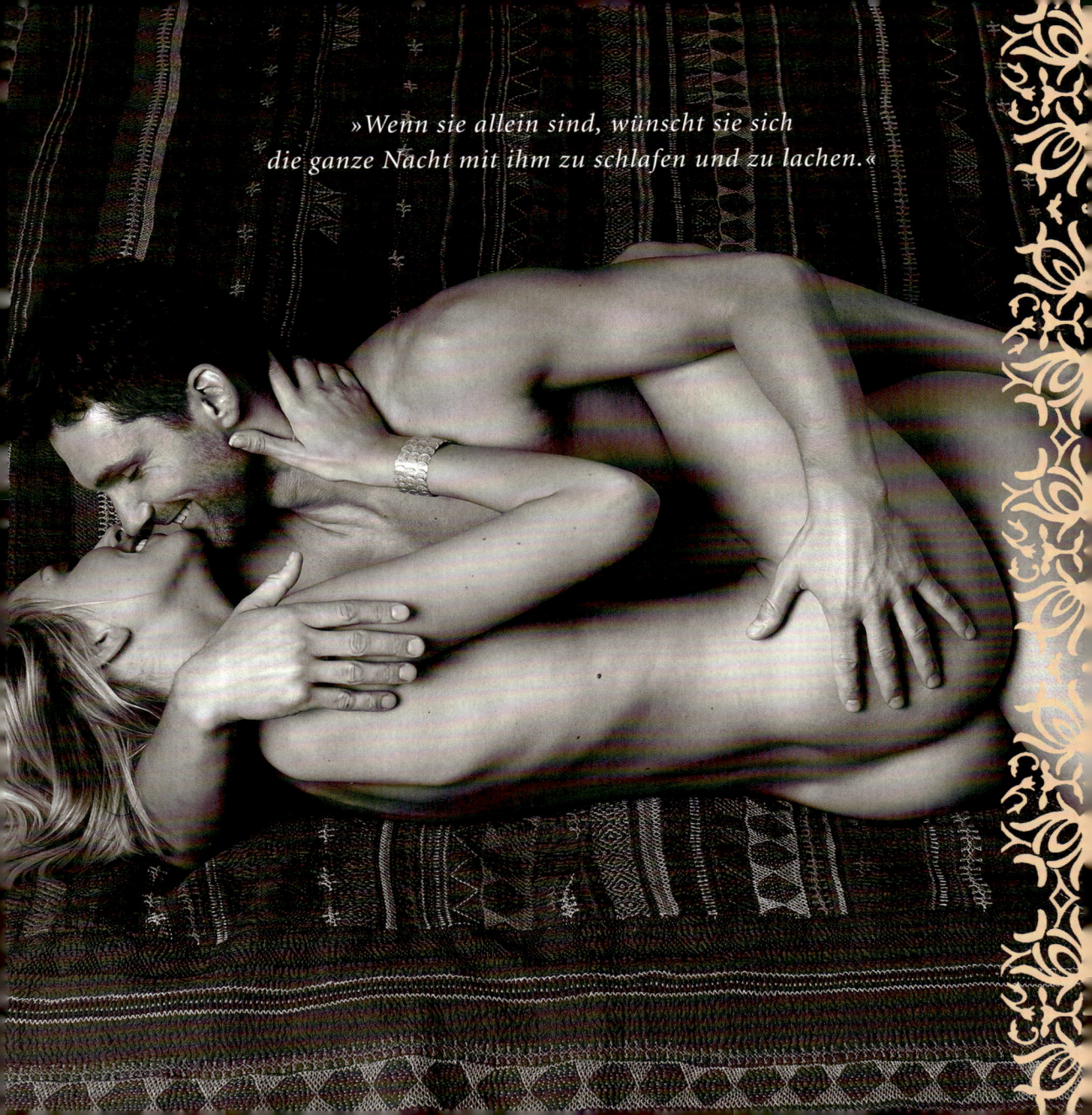

»Wenn sie allein sind, wünscht sie sich
die ganze Nacht mit ihm zu schlafen und zu lachen.«

Die Schenkelklammer

In dieser einfachen und sehr sinnlichen Stellung legen sich die Liebenden längs ausgestreckt nebeneinander, um sich dann zärtlich einander
zuzuwenden. Er liegt dabei, je nachdem
was für ihn bequemer ist, auf der linken
oder rechten Seite und spreizt nach vielen
Küssen, zärtlichem Streicheln, Liebesflüs-
tern und Schmusen mit seiner Hand ihren
oben liegenden Oberschenkel, um sanft
sein Bein dazwischen zu drängen. Dann
greift er sie um die Pobacken und zieht sie
fest an sich heran. Sie zieht nun ihren
oben liegenden Oberschenkel an und
schmiegt ihn an seine Hüfte, so dass er
leicht eindringen kann. Beide kosten diese
wunderbar entspannende und zugleich die
Erregung steigernde Position aus, in der sie das rhythmische Wiegen,
die intensive körperliche Nähe, den Duft des anderen und die zärtlichen Berührungen während des Liebesaktes genießen.

 TIPP ZUR LUSTSTEIGERUNG

»Da Männer und Frauen von derselben
Natur sind, empfinden sie die gleiche
Lust«, heißt es im Kamasutra. Idealerweise
spüren Liebende genau hin, was dem
anderen gefällt. Sex sollte Ihnen beiden
den größtmöglichen Genuss bereiten und
keinen Stellungsstress verursachen. Achten Sie auf die Reaktionen Ihres Partners,
um Tempo und Intensität des Liebesspiels
entsprechend anzupassen.

 SPIRITUELLE HINGABE

Im Tantrismus (siehe Seite 6) wird der Liebesakt als Form einer spirituellen
Übung ritualisiert. Dabei versuchen die Liebenden, in der intimen Vereinigung zu spiritueller Verbundenheit mit allem zu finden. Möglich wird dies
etwa durch Atmen im gemeinsamen Rhythmus und sehr bewusstes Wahr-
nehmen aller Empfindungen. Der Höhepunkt spielt dabei eine eher untergeordnete Rolle.

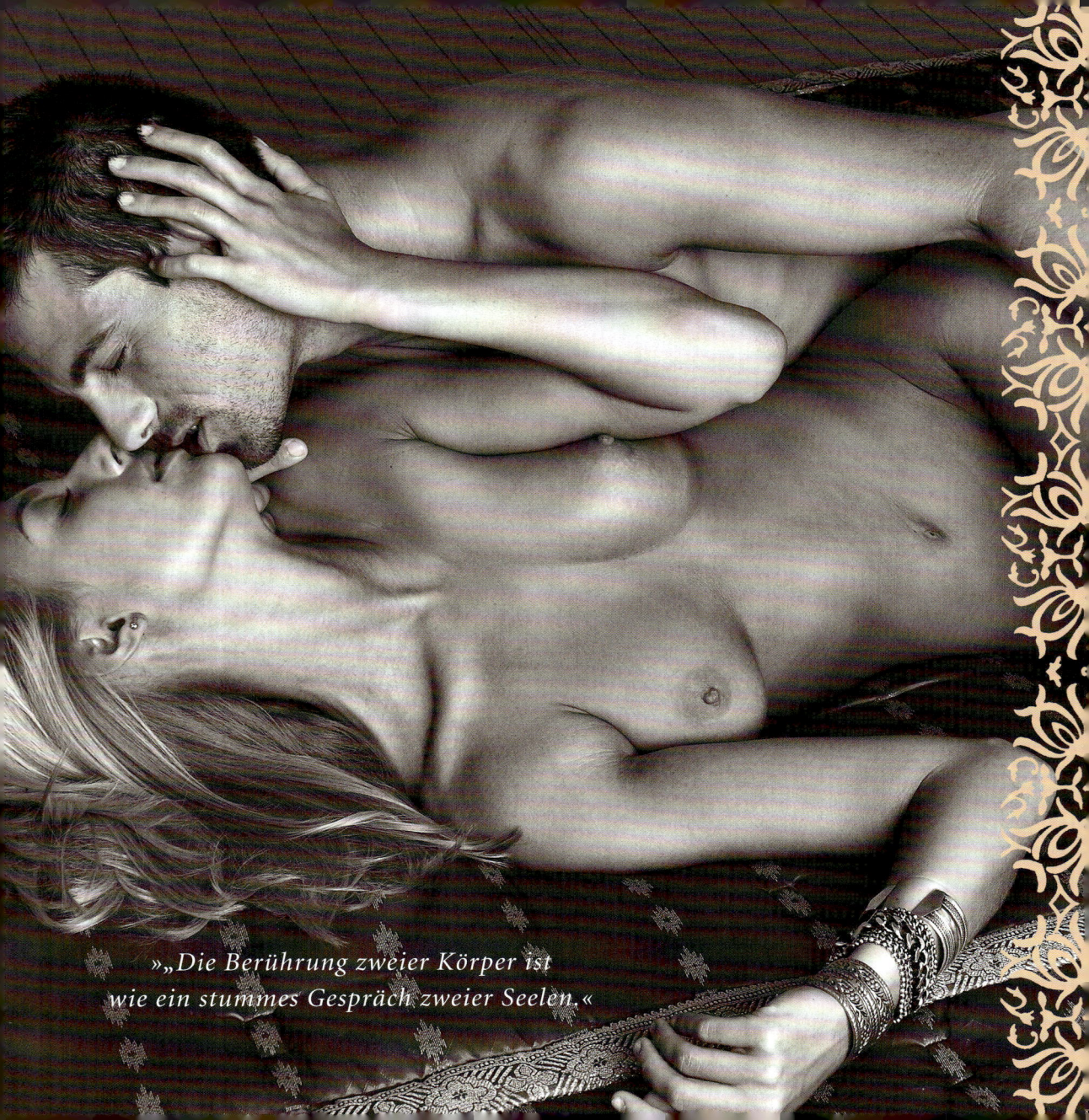

»„Die Berührung zweier Körper ist
wie ein stummes Gespräch zweier Seelen.«

Die enge Vereinigung

Diese Stellung ist für die Frau wie für den Mann sehr intim und schenkt beiden besonders viel innigen Hautkontakt. Sie legt sich dazu bequem zurück, dreht sich auf die Seite und bettet ihren Kopf auf ihren Ellenbogen oder dreht sich so zu ihm, dass sie ihn küssen kann. Er schmiegt sich von hinten eng an sie, streichelt und verwöhnt sie mit seinen Fingerspitzen oder flüstert ihr liebevolle Koseworte ins Ohr, bis sie ihren Po in seinen Schoß presst. Mit den Fingern spreizt er sanft von hinten ihre Oberschenkel, um so leichter in sie einzudringen. Diese Stellung ist ideal für einen morgendlichen Quickie vor dem Frühstück, wenn beide noch gar nicht so richtig wach sind. Anschließend ist dann noch genug Energie da für eventuelle weitere Liebesspielchen. Möglich ist in dieser Stellung auch eine lustvoll lange Tantra-Variante, bei der sich der Mann möglichst wenig bewegt, um die Erektion lange zu halten, und beide sich so besonders viel Zeit füreinander nehmen.

 TIPP ZUR LUSTSTEIGERUNG

Küssen Sie sich vorher ausgiebig und lange. Für Männer sind Küsse generell die Einladung zum Sex, Frauen tauen unter (guten!) Küssen richtig auf. Zelebrieren Sie dabei Ihre Küsse und wechseln Sie die Intensität von hauchfeinen bis hin zu provozierenden Küssen. Denn Küsse zeigen sehr deutlich, worauf Sie Lust haben und wie Sie sich Ihr Liebesspiel miteinander vorstellen.

 ### DIE KUNST DER EKSTASE

Im Kamasutra heißt es: »Wenn das Rad der sexuellen Ekstase in vollem Schwung ist, gibt es kein Lehrbuch mehr und keine Ordnung.« Denn sind Körper und Seele der Liebenden mit reiner Lust ausgefüllt, werden sie mit den intensivsten Genusserlebnissen belohnt.

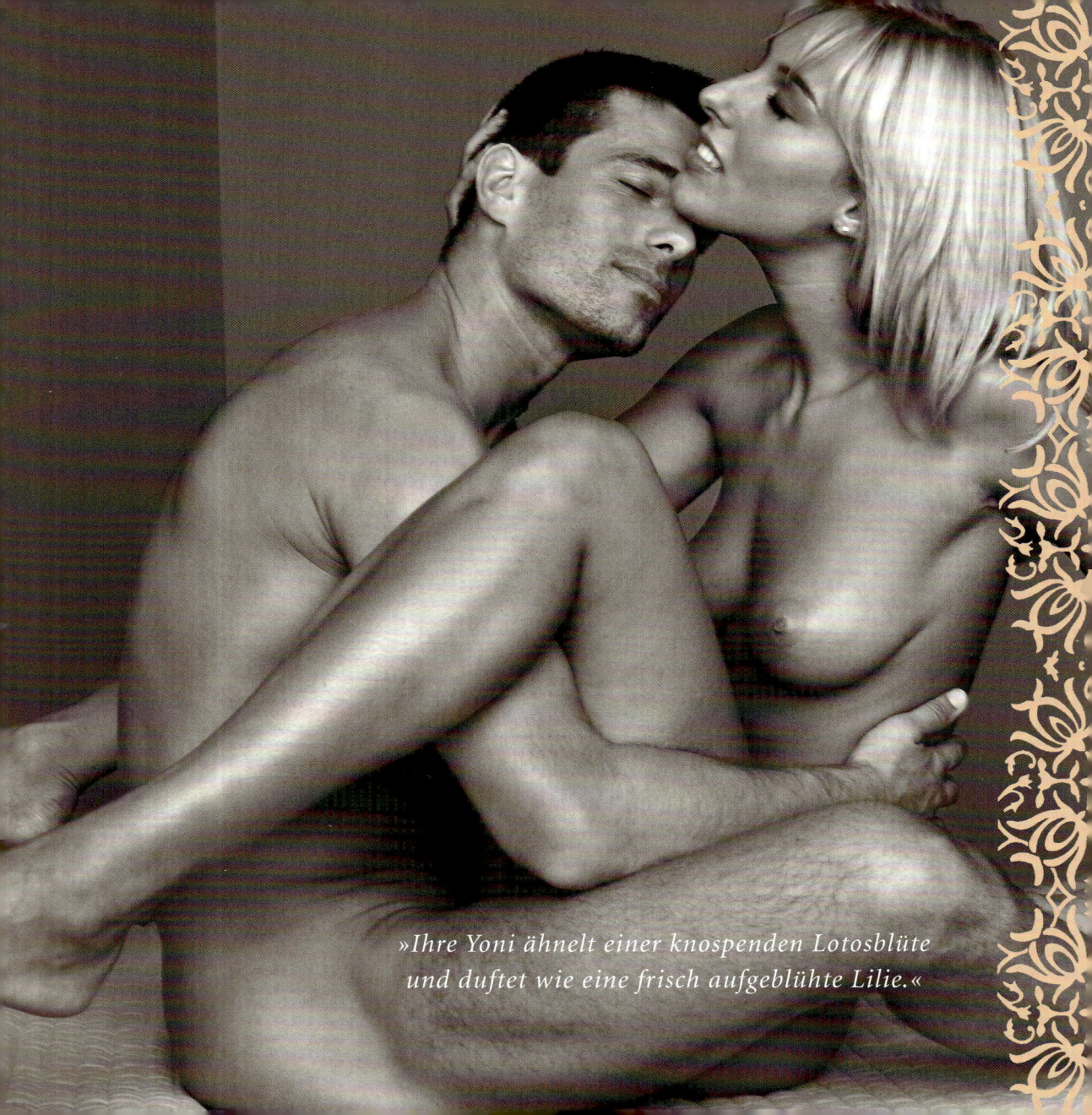

»Ihre Yoni ähnelt einer knospenden Lotosblüte
und duftet wie eine frisch aufgeblühte Lilie.«

Die Lotosstellung

Diese Position ist sehr innig. Er kann dabei besonders tief und lustvoll in sie eindringen, was sie aber jederzeit steuern kann, um ihn so immer stärker zu stimulieren. Er sitzt mit leicht angewinkelten Beinen auf dem Bett und sie rutscht vorsichtig auf seinen Schoß, küsst ihn, streichelt ihn, zerzaust ihm das Haar, bis er es vor Erregung kaum mehr aushält. Erst dann lässt sie ihn in sich eindringen. Er schaukelt sie nun sanft auf den Knien hin und her, vor und zurück. Seine Beine sind in dieser Position nicht ganz durchgestreckt. Für einen guten und bequemen Halt stützt sie sich mit einem oder beiden Armen hinten ab. Sie kann dabei auch seine Fesseln umgreifen.

TIPP ZUR LUSTSTEIGERUNG

Wenn beide Liebenden in dieser Stellung während des Liebesspiels versuchen, ihre Wirbelsäule aufzurichten und die Brust nach vorne zu drücken, arbeitet die Beckenbodenmuskulatur optimal mit. Dann wird es möglich, sich durch die Massage der Lustpunkte in höchste Ekstase zu versetzen.

Wenn beide es möchten, schiebt er seine Arme unter ihre geöffneten Schenkel. So kann er seine Geliebte auf Händen tragen. Zugleich ändern sich auch der Eindringungswinkel und damit die Intensität, und er kann noch tiefer in sie hineingleiten. Diese Sitzstellung erlaubt einen lustvoll-langen Akt und zugleich liebevolle Nähe, bei der beide zärtliche Küsse austauschen können.

DIE LOTOSBLÜTE

Keine Blüte wird in den Schriften des Ostens so verehrt wie der Lotos. Im Kamasutra steht geschrieben, dass sich die Yoni der Frau beim Liebesspiel einer vielblättrigen Lotosblüte gleich entfaltet. Der Mann kann nun Lebensenergie in sich aufnehmen, indem er seinen Lingam mit ihr vereint.

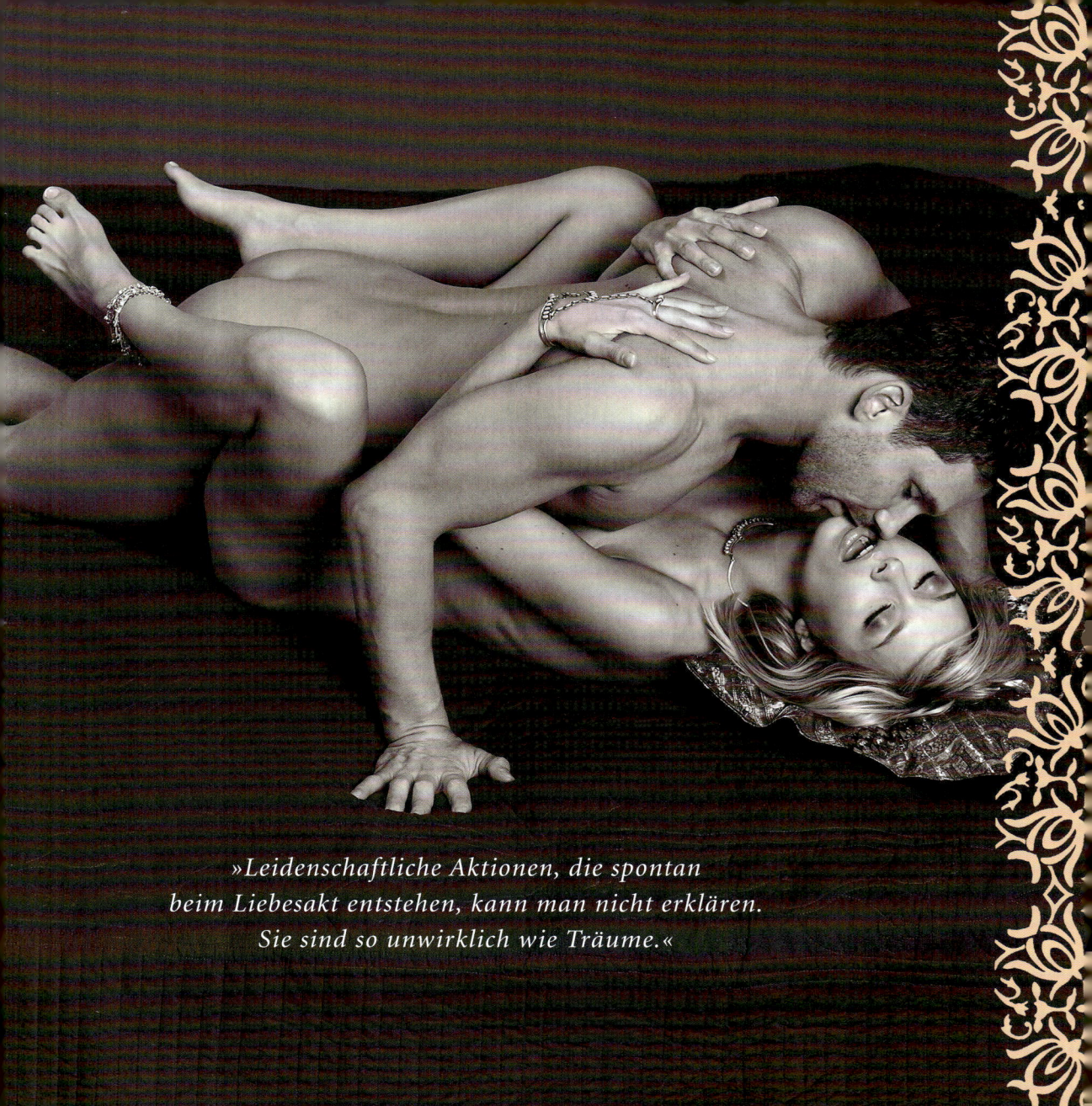

»Leidenschaftliche Aktionen, die spontan
beim Liebesakt entstehen, kann man nicht erklären.
Sie sind so unwirklich wie Träume.«

Weit geöffnete Muschelstellung

Diese Position ist die Liebesstellung schlechthin, denn sie ist sehr innig und intim. Sie liegt dabei bequem auf dem Rücken, spreizt langsam und verführerisch die Oberschenkel, umfasst mit beiden Händen ihre Schienbeine und zieht sie an ihre Brüste. Er kniet vor ihr und beugt sich mit seinem Oberkörper weit über sie, wobei er sich mit den Armen abstützt und sie mit Küssen und zärtlichem Geflüster verwöhnen kann. Auch sie zeigt ihrem Liebsten, wie sehr sie ihn jetzt ganz nah bei und in sich spüren möchte. Wenn sie ihm zuflüstert, dass sie bereit ist, dringt er in sie ein und sie legt ihre Beine entspannt auf seinen Oberschenkelrückseiten ab. In dieser bequemen Stellung, kann sie nach Lust und Laune ihre Brüste streicheln, um beide noch mehr in Stimmung zu bringen. Zwischendurch kann sie die Beine auch neben seinen Oberschenkeln abstellen und ihm ihr Becken aus eigener Kraft entgegenheben. Dabei hebt und senkt sie ihr Becken im Rhythmus seiner Stöße.

TIPP ZUR LUSTSTEIGERUNG

Ein gemeinsamer Orgasmus ist im Normalfall eher selten – Mann und Frau kommen meist nacheinander. Wie Sie sich gegenseitig zu höchster Ekstase verhelfen können, ob durch Küsse an erogenen Zonen, Finger- oder Federspiele oder durch den Akt an sich, hängt ganz von Ihnen und Ihren persönlichen Vorlieben ab. Hauptsache, Sie lassen sich beide nicht unter Druck setzen, zum Höhepunkt kommen zu »müssen« – das verdirbt nur den Genuss.

AUF DEM GIPFEL DER LUST

Der weibliche Orgasmus wird in den alten Schriften mit einer Blume verglichen, die sich von innen heraus öffnet und ihre Blütenblätter entfaltet. Auf dem Gipfel ihrer Lust findet der Ausgleich zwischen männlicher und weiblicher Energie statt.

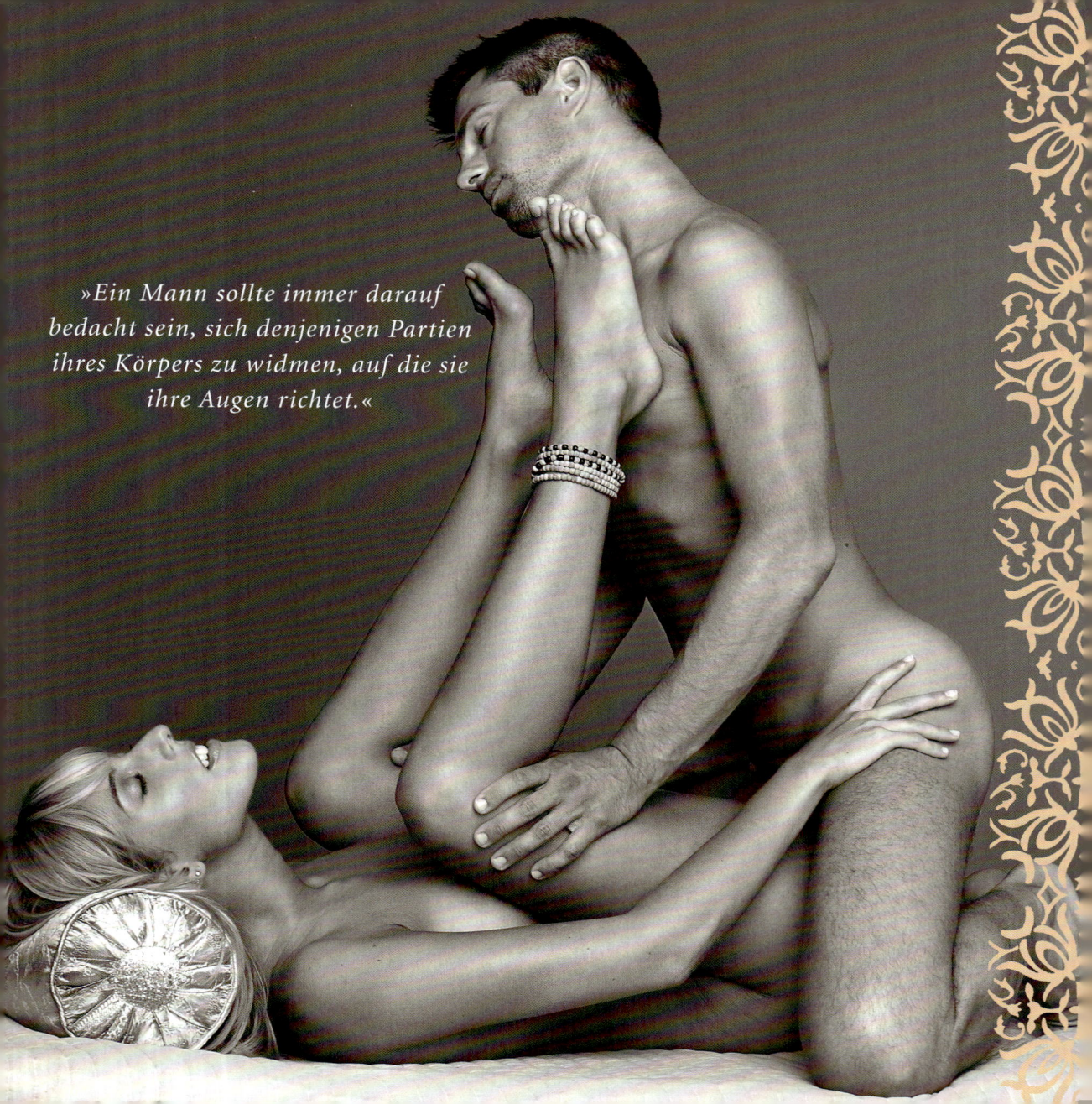

»Ein Mann sollte immer darauf
bedacht sein, sich denjenigen Partien
ihres Körpers zu widmen, auf die sie
ihre Augen richtet.«

Die Schildkröte

Sie liegt in dieser Position bequem auf dem Rücken. Er kniet vor ihr und kann sie nach Herzenslust mit der Zunge oder den Händen überall dort verwöhnen, wo sie es gern hat, und so ihre Lust steigern. Dann zieht sie ihre Beine an die Brust. Er kniet nun direkt vor ihr und stützt sich an Ihren Oberschenkeln ab. Nun dringt er ganz langsam in sie ein und zieht sich dann in Zeitlupe wieder zurück, um anschließend wieder langsam in sie hineinzugleiten. Sie kann die erregende Wirkung dieses Spiels mit der Langsamkeit noch unterstützen, indem sie ihr Becken beim Hinausgleiten seines Lingams bewusst absinken lässt. Sobald er wieder in sie eindringt, hebt sie ihr Becken erneut hoch. Wenn sie gleichzeitig rhythmisch ihre Beckenbodenmuskulatur anspannt und wieder lockert, wird es für beide Liebende noch intensiver und schöner.

 TIPP ZUR LUSTSTEIGERUNG

Stimmen Sie sich vor Ihrem Liebes-Rendezvous geistig darauf ein. Stellen Sie sich die Begegnung mit Ihrem/r Liebsten so detailliert wie möglich vor. Je intensiver die Vorstellung, desto schneller sind Müdigkeit, Stressgefühle und Lustlosigkeit verflogen. Stattdessen wächst die Sehnsucht nach Nähe und Zärtlichkeit. Schon durch das mentale Liebesspiel bringen Sie sich in die richtige Stimmung.

 GLÜCKSSYMBOL SCHILDKRÖTE

Die Schildkröte ist ein Wesen, das im Wasser wie auf dem Land leben kann. Als ein solches Verbindungsglied zwischen den Welten steht sie in der indischen Mythologie für die Unsterblichkeit und den Kosmos als Ganzes. Durch ihre Fähigkeit, sich in ihren Panzer zurückzuziehen, gilt sie auch als Sinnbild sittsamer, dem einen Geliebten zugewandter Liebe, die gut vor äußeren Widrigkeiten geschützt ist.

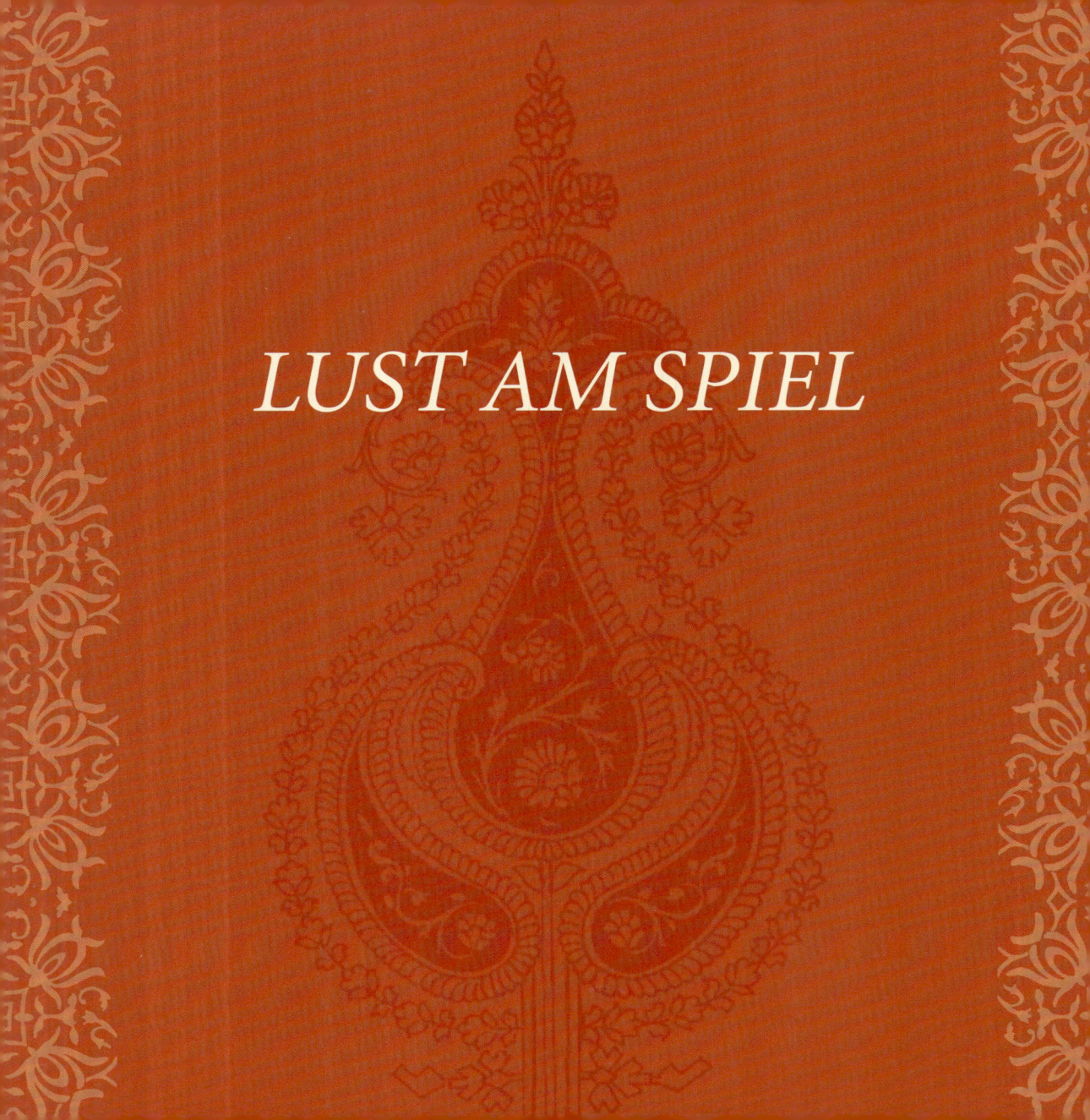

LUST AM SPIEL

*

Wenn Sie beide in Experimentier-
stimmung sind, sollten Sie sich an den Stellungen
auf den nächsten Seiten versuchen. Fantasieren, aus-
probieren – solch spielerischer Sex kann für einen
regelrechten Frischekick in Ihrer Beziehung sorgen. Wer
sich gut kennt und das Liebesspiel als Spielwiese
betrachtet, auf der alles möglich ist, was beide mögen,
wird auf den folgenden Seiten viele Anregungen finden.
Garnieren Sie das Ganze mit ein paar sexy Dessous
und verstecken Sie ein paar »Toys«. Von Federn über
Liebeskugeln und Dildo bis hin zu Handschellen gibt
es genügend Dinge zum Spielen ...

*

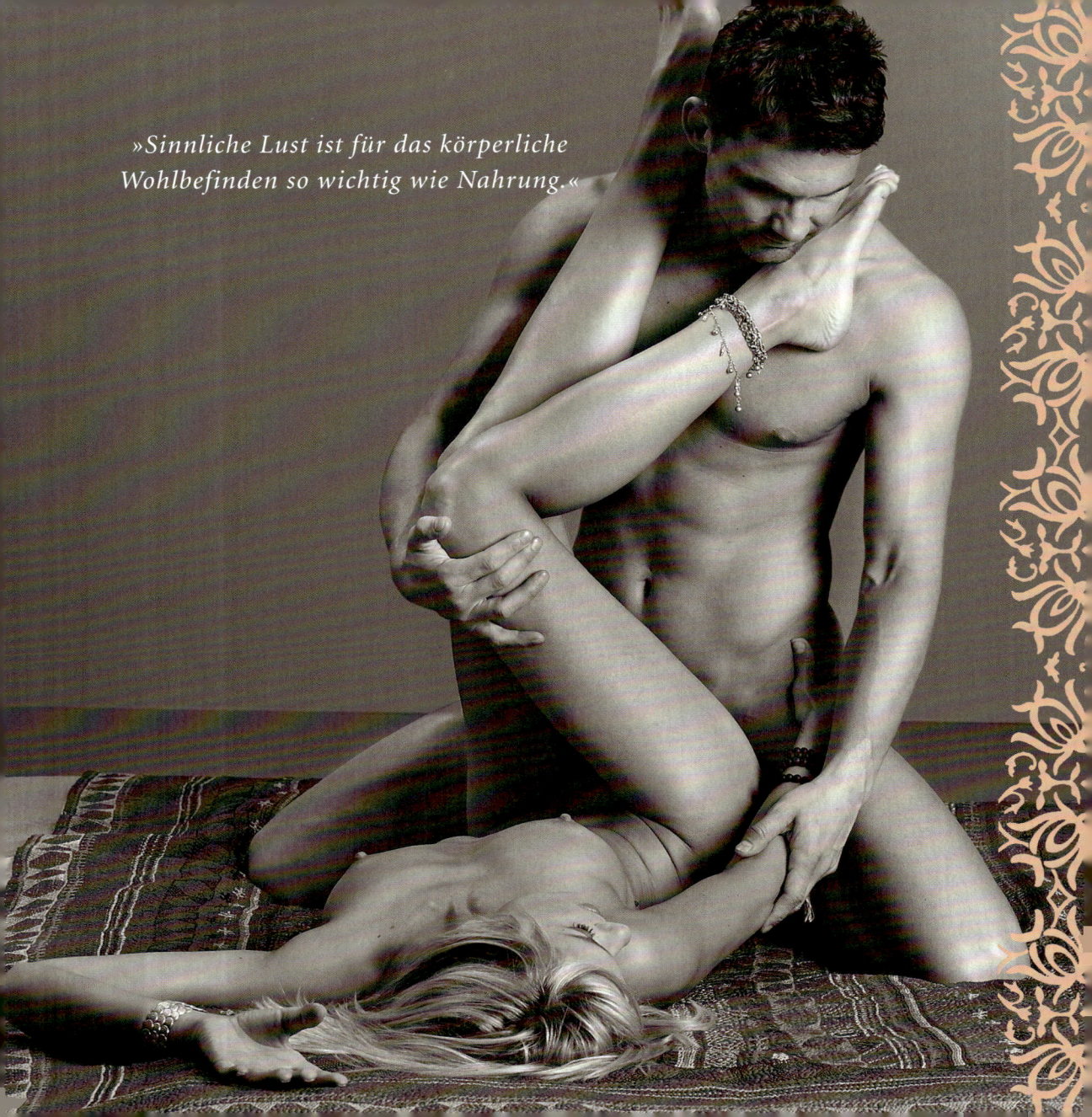

»Sinnliche Lust ist für das körperliche
Wohlbefinden so wichtig wie Nahrung.«

Die Bambusstäbe

Die Liegeposition der Frau fördert das lustvolle Wechselspiel zwischen den Liebenden. Mal steuert sie durch bewusste Muskelanspannung die Intensität, mal er. Sie ruht dabei ganz entspannt in den Laken und er kniet vor ihr. Alles ist möglich: tiefe Blicke, zärtlich geflüsterte Worte, heiße Küsse und herausforderndes Räkeln, das Lust auf mehr macht. Wann der richtige Zeitpunkt gekommen ist, bestimmt sie. Dann rückt er hautnah an sie heran und sie reckt ihre Beine nach oben, so dass diese auf seinen Schultern zu liegen kommen. Er nimmt jetzt ihre Hüften zwischen seine Knie und dringt behutsam und doch fest in sie ein. Um das für ihn lustvolle Gefühl von Enge noch zu steigern, presst sie die Innenseiten ihrer Oberschenkel leicht zusammen, so dass hier eine angenehme Spannung entsteht. Bei dieser Position stimuliert sein Lingam ihre tiefer liegenden Lustpunkte, was beiden Partnern höchsten Genuss bringen kann.

TIPP ZUR LUSTSTEIGERUNG

Massieren Sie sich gegenseitig vor dem Liebesspiel mit einem Körperöl, dessen Duft Sie beide mögen. Verreiben Sie das Öl zwischen den Handflächen und wandern Sie dann mit den Fingerspitzen langsam den ganzen Körper hinab bis zu den Zehen. Die Massage können Sie natürlich auch während des Liebesspiels fortsetzen und sich dabei gezielt den erogenen Zonen widmen.

BIEGSAME STÄRKE

Der Bambus gilt in Asien als Symbol für Demut, Stärke und Langlebigkeit. Im Liebesspiel des Kamasutra symbolisiert er das Nachgeben und wieder nach vorne Schwingen. Die Liebenden schaukeln gemeinsam, werden eins und bleiben dabei doch jeder für sich.

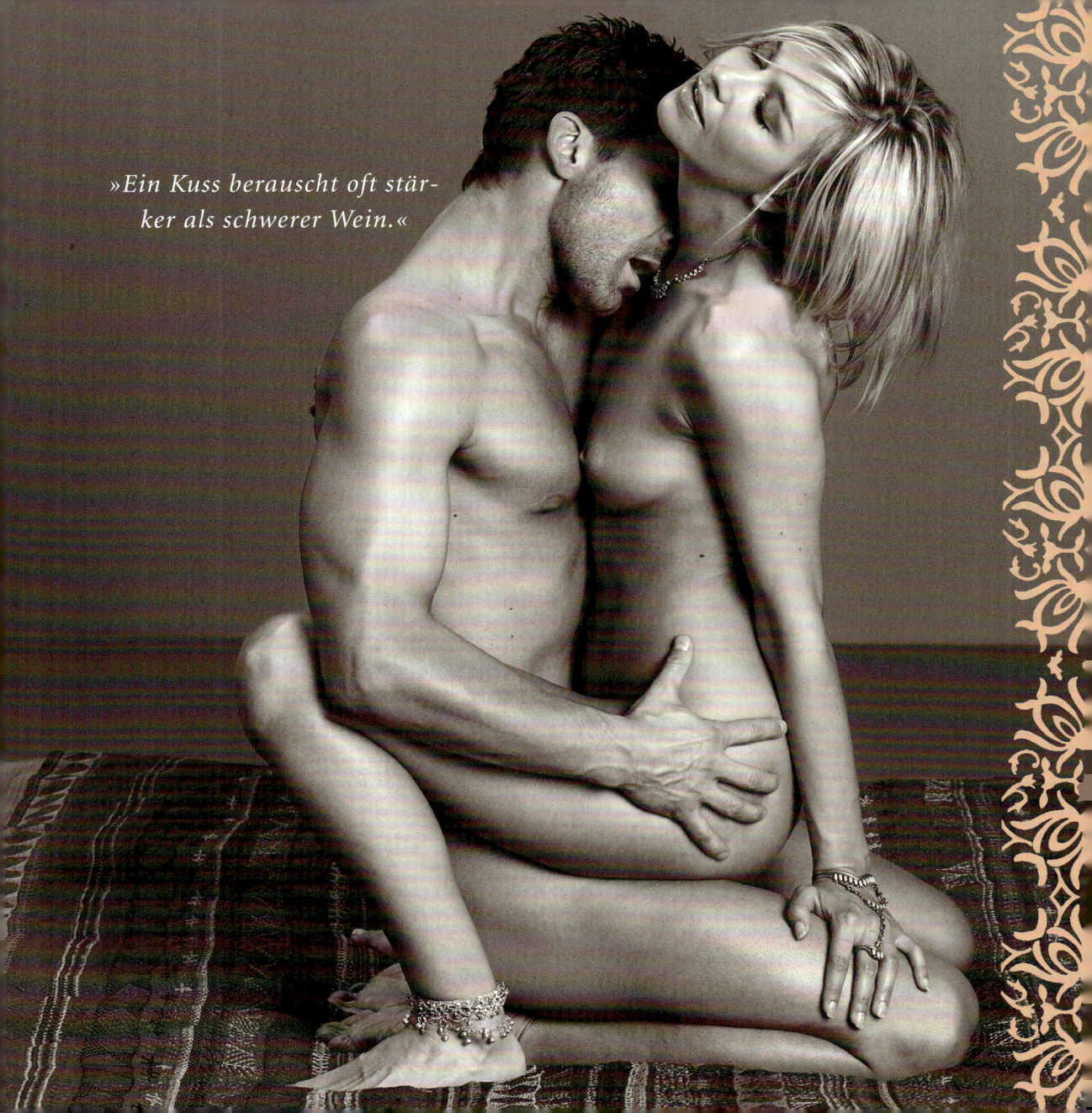

»Ein Kuss berauscht oft stärker als schwerer Wein.«

Den Elefanten reiten

Für Frauen ist diese Stellung höchst erotisch, da sie hier den Rhythmus vorgeben
und sich zudem nach Belieben stimulieren
lassen können. Diese Position lässt sich
nach Gusto (fast) überall durchführen: auf
dem Bett, dem Schreibtisch oder einem
Stuhl. Oft sind es gerade räumliche Verän-
derungen, die dem Liebesspiel das Besondere, Aufregende verleihen. Er sitzt dabei
oder hockt auf den Knien – wie es ihm an-
genehmer ist. Bevor sie sich auf ihm niederlässt, kann er sie mit den Fingern in
Fahrt bringen. Dann geht sie in die Hocke
und lässt ihn so tief eindringen, wie sie
möchte. Da ihre Füße flach auf der Matratze abgestellt sind, kann sie
jetzt mit Auf- und Abwärtsbewegungen den Rhythmus steuern. Er
stützt sie dabei in der Taille oder an den Pobacken ab. Sie kann nun
durch gezieltes An- und Entspannen ihrer Beckenbodenmuskeln versuchen, ihn zum »göttlichen Wahnsinn« zu bringen.

TIPP ZUR LUSTSTEIGERUNG

Benutzen Sie beim Vorspiel den Körper Ihrer
oder Ihres Liebsten als Teller für ein besonders erregendes Hors d'oeuvre. Vielleicht
haben Sie Lust, Ihren Partner mit geschla-
gener Sahne zu bepinseln oder mit einer
Feder, die Sie in Schokosauce tunken, Lie-
besschwüre und erotische Anspielungen
auf ihn oder sie zu schreiben. Anschließend lecken Sie die ganze Pracht langsam
und genüsslich ab. Wer mag, kann auch zu
prickelnd-kühlem Champagner oder
Fruchtsaft greifen und ihn tropfenweise
über Brustwarzen und Nabel gießen.

DER GOTT DER UNBESCHWERTHEIT

Der Gott Ganesha gilt in Indien als Glücksbringer. Er hat den Körper eines
Menschen und den Kopf eines Elefanten. In der indischen Mythologie gilt er
als Wächter und Träger des Universums. Ganesha steht für Beginn und Veränderung, Schutz und Gelassenheit. Im Kamasutra hilft er, den Alltag hinter
sich zu lassen und in die göttlich inspirierte Lust einzutauchen.

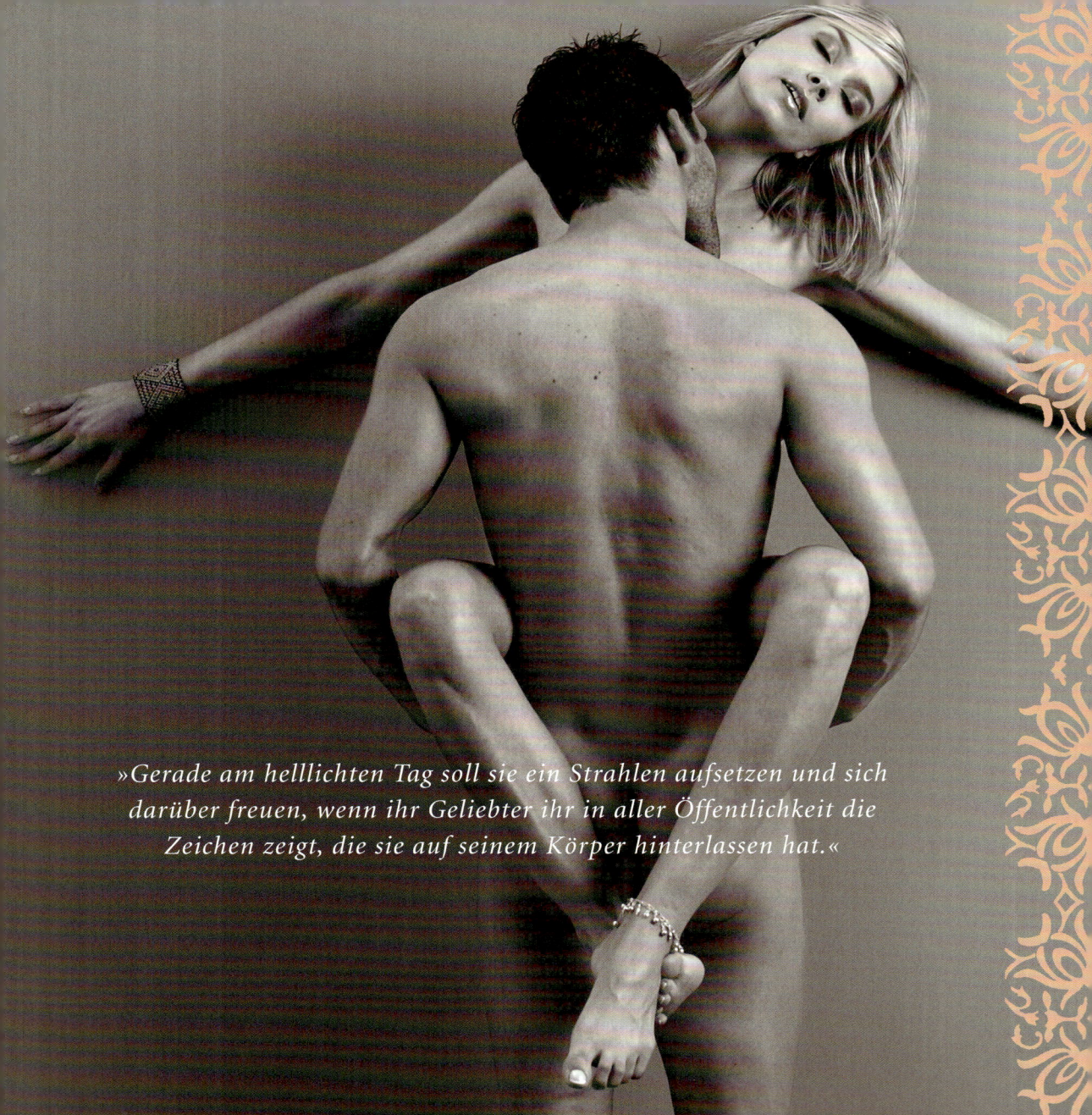

»Gerade am helllichten Tag soll sie ein Strahlen aufsetzen und sich darüber freuen, wenn ihr Geliebter ihr in aller Öffentlichkeit die Zeichen zeigt, die sie auf seinem Körper hinterlassen hat.«

Stehende Vereinigung

Bei dieser Position trägt er sie im wahrsten Sinne des Wortes auf Händen. Das verlangt nach einer gewissen Körperbeherrschung und – nun ja, auch Muskelkraft. Sie lehnt sich dazu zunächst an eine Wand oder Tür. Jetzt küssen sich beide und können nach Herzenslust den Körper des anderen im Stehen erkunden. Dann öffnet sie hüftweit die Beine und er presst mit einem leichten Ausfallschritt seinen Oberschenkel dazwischen, so dass er einen guten Stand gewinnt. Nun greift er fest unter ihre Pobacken, geht leicht in die Knie und zieht sie mit Schwung hoch, so dass ihr Rücken gegen die Wand gedrückt wird. Er hält sie jetzt an den Oberschenkeln, die sie fest um seine Hüften spannt, während er tief in sie eindringt und im Stehen stößt. Zwischendurch kann sie sich – um die Sache etwas zu entspannen – mit einem Bein am Boden abstützen. Das ist deutlich bequemer, sofern beide Partner in etwa dieselbe Beinlänge haben – oder er geht dabei leicht in die Knie.

TIPP ZUR LUSTSTEIGERUNG

Wenn Sie die »Stehende Vereinigung« zum Beispiel in der Speisekammer oder im Wald an einem Baum ausprobieren, verschärft das die Situation in beträchtlichem Maß. Der Mann sollte allerdings eine gut ausgebildete Bauch- und Armmuskulatur besitzen. Falls beim ersten Mal nicht alles so klappt, wie Sie es sich vorstellen, nehmen Sie es mit Humor!

BLINDE LEIDENSCHAFT

Im Kamasutra gilt ungezügelte Lust, die einem der beiden Liebenden Schmerzen bereitet, als barbarisch. Jede Art dieser Liebesbezeigungen, heißt es, ist gefährlich. »Wer hingegen das Lehrbuch der Liebe kennt und seine eigenen Kräfte sowie das Feuer und die Zärtlichkeit seiner Geliebten, wird angemessen handeln und seine Leidenschaft in Lust verwandeln.«

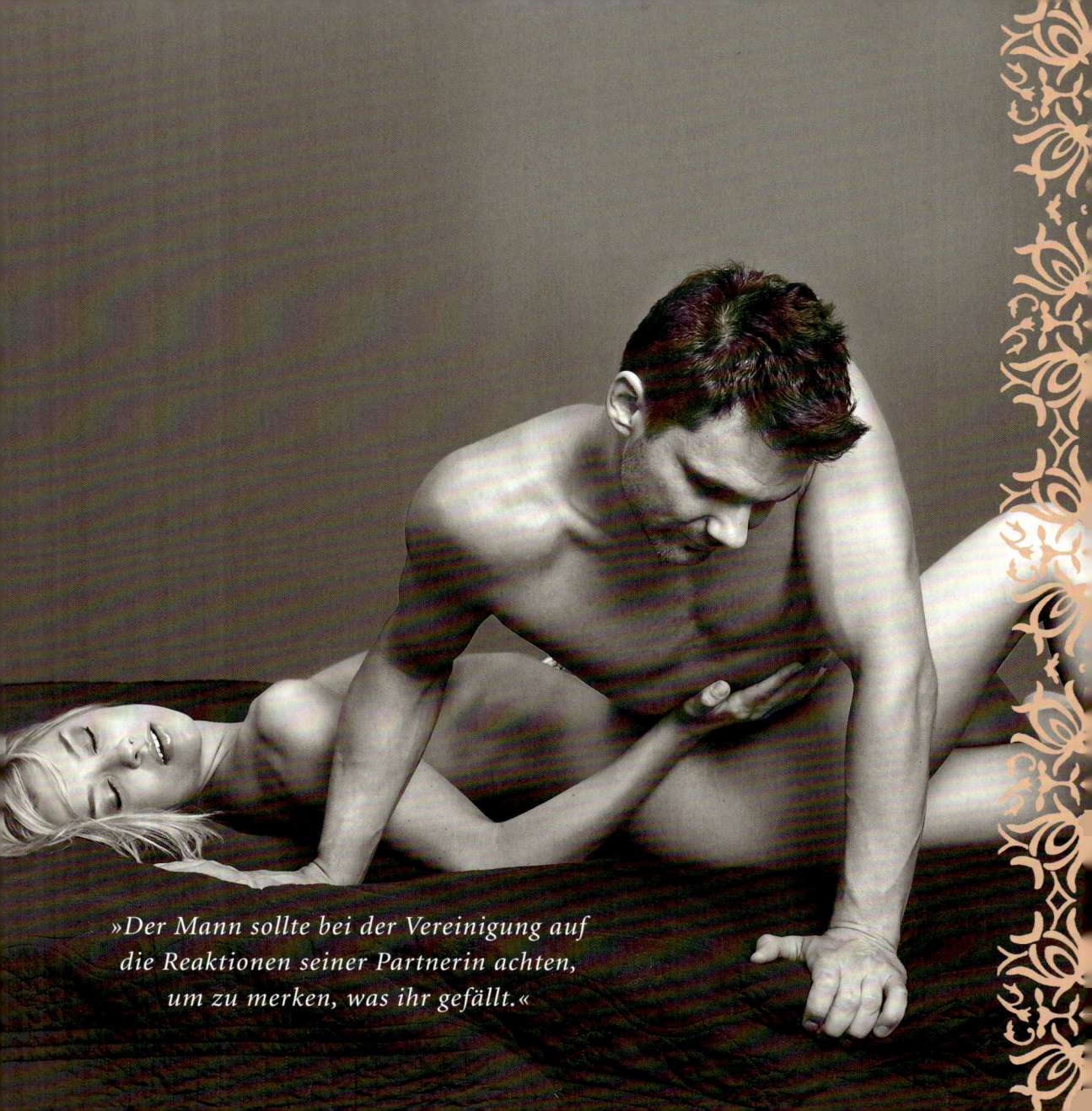

»Der Mann sollte bei der Vereinigung auf
die Reaktionen seiner Partnerin achten,
um zu merken, was ihr gefällt.«

Die Mühle

Wie der Name schon andeutet, geht es bei dieser ungewöhnlichen Stellung um eine Drehbewegung. Diese Position erfordert nicht nur Körperbeherrschung und Sinn für gutes Timing, sondern auch Humor und echten Experimentiergeist. Doch egal, ob die Position perfekt ausgeführt wird oder eher weniger: Beide können dabei viel Spaß haben. Das Paar beginnt in der Missionarsstellung. Er stützt sich dabei mit fast gestreckten Armen auf und beginnt langsam zu stoßen. Jetzt dreht er sich behutsam zur Seite, ohne dass sein Lingam aus ihrer Yoni gleitet und behält dabei seinen Rhythmus bei. Je leichter er stößt, umso besser funktioniert es. Er fährt damit fort, bis er einen Halbkreis vollzogen hat und mit dem Kopf zu ihren Füßen liegt. Er kann jetzt ihre Zehen küssen oder sanft massieren und dabei neue erogene Zonen entdecken. Wenn beide es möchten, können sie nun auch die Rollen tauschen, so dass sie die Drehung vollzieht.

TIPP ZUR LUSTSTEIGERUNG

Verschaffen Sie ihm mit einer Massage des Lingams vorher ein ganz besonderes Vergnügen: Befeuchten Sie Ihre Hand mit einem Körperöl, massieren Sie seine Hoden und umfassen Sie behutsam seinen Lingam. Dann verschränken Sie Ihre Finger und legen die Daumenspitzen an die Eichel. Jetzt verstärken Sie Ihren Griff und lassen Ihre Hände von oben über die Eichel den Schaft hinuntergleiten. Beim nächsten Mal ist dann er dran, ihre Yoni zu verwöhnen.

DIE VORZÜGE DER FRAU

Laut Vatsyayana ist die ideale Liebhaberin von Natur aus der Liebe und dem Sex zugetan. Dabei schätzt sie das Vorspiel genauso wie den Liebesakt. Außerdem sucht sie das Besondere und schätzt die Künste. Sie ist unbeirrbar, bleibt ihrem Stil treu und ändert nicht ständig ihr Erscheinungsbild.

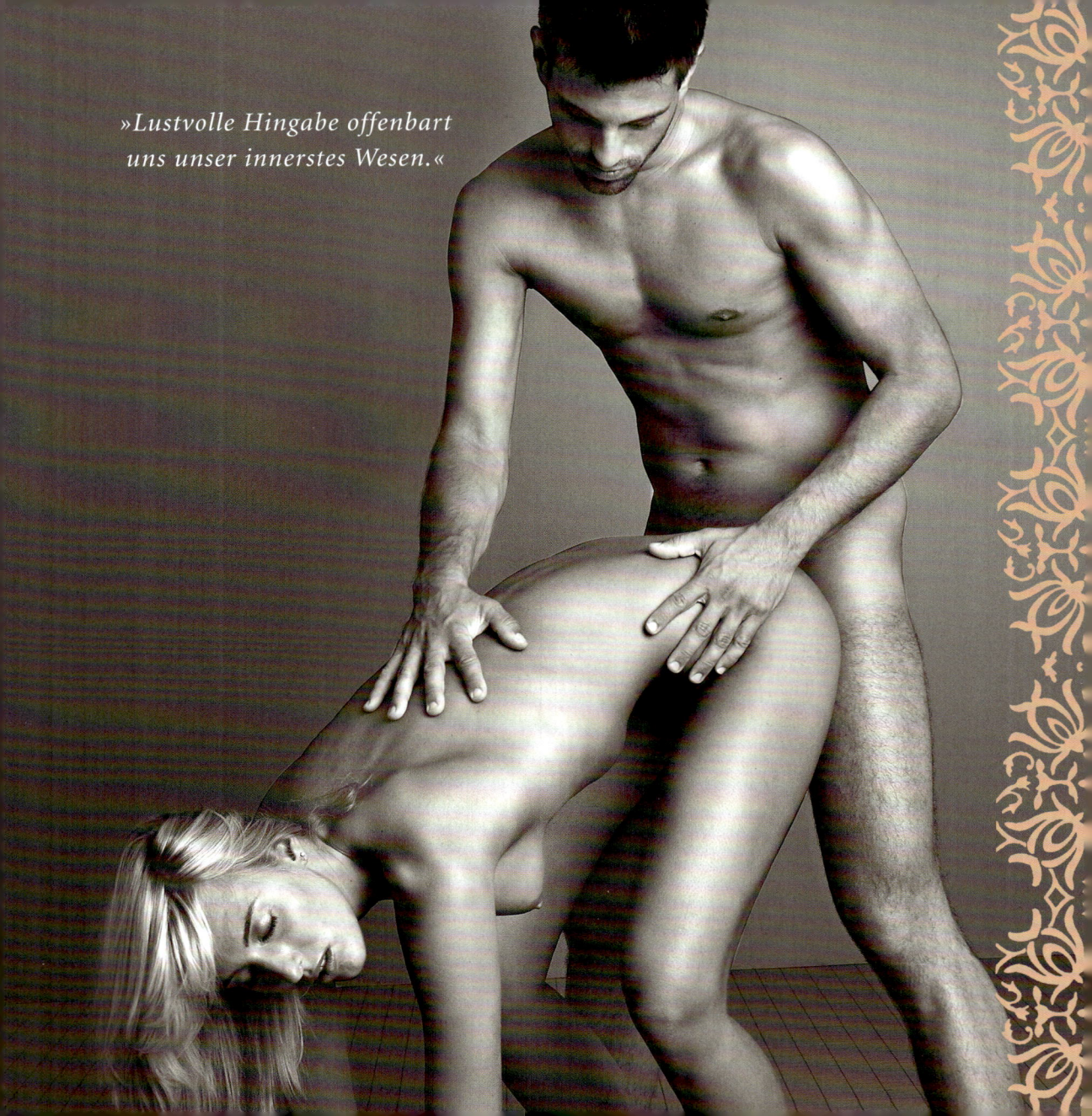

»Lustvolle Hingabe offenbart
uns unser innerstes Wesen.«

Heilige Kuh

Viele Paare lieben es, wenn er von hinten in sie eindringt. Diese Positionen haben etwas Animalisches, was das Tier im Mann wie in der Frau herauslockt. Bei der »Heiligen Kuh« stehen beide. Er ist hinter ihr und kann sie zunächst mit einer zärtlichen Massage stimulieren. Dabei streichen seine Finger von ihrem oberen Nacken aus den Rücken entlang – vielleicht fordernd kratzend – bis sie sanft ihre Oberschenkelinnenseiten streicheln. Dann beugt sie sich nach vorne und stützt sich mit beiden Händen am Boden ab. Sie kann ihre Beine dabei leicht beugen und den Kopf locker nach unten hängen lassen. Er hält sie nun fest um die Taille und drückt ihren Po an sich. So kann er tief eindringen und dabei mit den Fingern gleichzeitig ihre Klitoris stimulieren. Sie hingegen kann seinen Eindringungswinkel und damit ihre und seine Lust steuern, indem sie hin und her schaukelt oder ihre Beine noch weiter öffnet.

TIPP ZUR LUSTSTEIGERUNG

Vielleicht haben Sie Lust auf fantasievolle Rollenspiele? Die Klassiker: Liebeshungriger Patient und frivole Krankenschwester, die unter ihrem weißen Kittel nur ihre sexy Dessous verbirgt oder der robuste Elektriker, von dem sie sich vernaschen lässt. Oder wie wäre es mit coolem Taxfahrer und einsamem Fahrgast oder einer echten Reifeprüfung mit Mrs. Robinson und ihrem jungfräulichen Benjamin Braddock? Ihrer Fantasie sind keine Grenzen gesetzt und herzhafte Lachanfälle nicht ausgeschlossen!

ERNÄHRERIN DES KRISHNA

Der neben Shiva besonders beliebte Gott Krishna wuchs den alten Überlieferungen nach in einer Herde Kühe auf. Von ihnen wurde er genährt und geschützt, bis er alt genug war. Für die Hindus ist die Kuh deshalb heilig und wird entsprechend verehrt. Sie garantiert als heiliges Symbol die Erfüllung aller Wünsche.

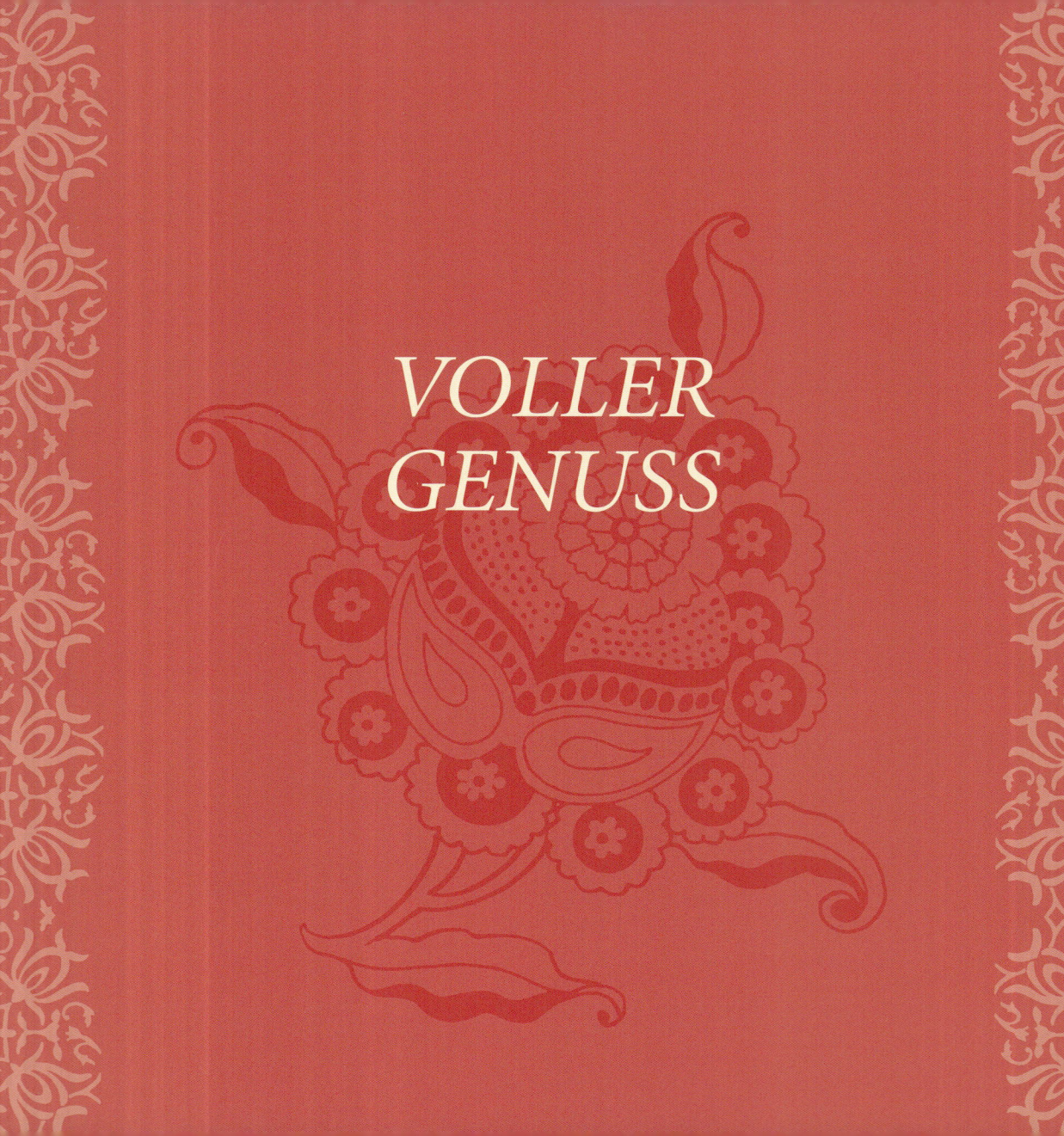

VOLLER
GENUSS

*

*Wochenende, Urlaubszeit, die
Kinder bei der Oma untergebracht? Endlich Zeit
nur für Sie beide und einen genussvoll zelebrierten
Liebestag, der bei Sonnenuntergang längst nicht enden
muss! Schaffen Sie sich dafür einen erotischen Rahmen
mit edler Bettwäsche, schönen Tüchern, Kerzen, ausge-
suchten Dessous und Accessoires, aphrodisierenden
Ölen und Düften. Vielleicht genießen Sie ein leichtes
erotisches Liebesmahl und stimmen sich ein mit Liebes-
geflüster, einem edlen Erotik-Film, anregender Musik,
perlendem Champagner.... Genießen Sie das
Liebesspiel in vollen Zügen!*

*

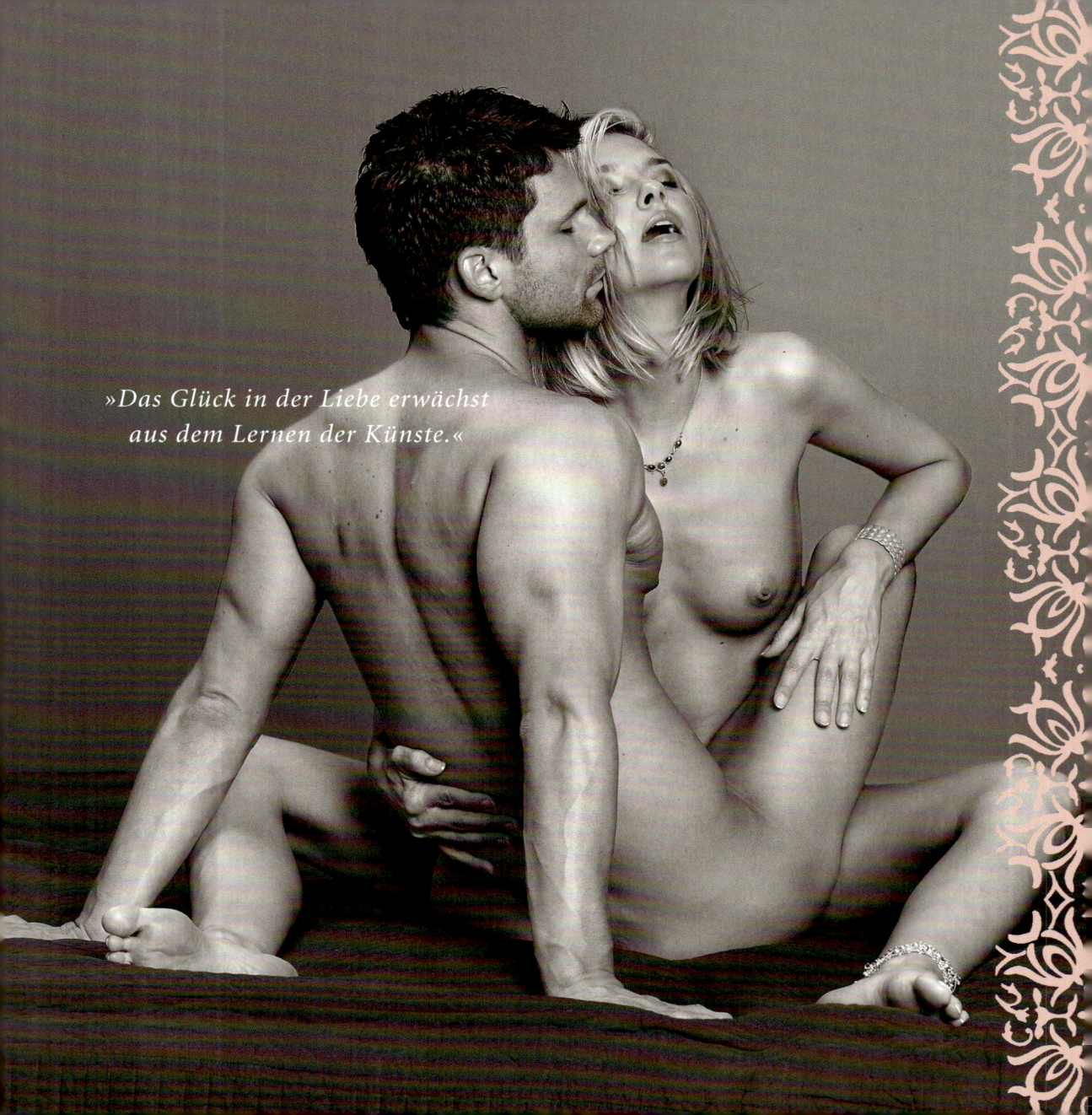

»Das Glück in der Liebe erwächst
aus dem Lernen der Künste.«

Jaghána

Diese zärtliche Variante einer besonders leidenschaftlichen Kama-sutra-Liebesstellung ist sehr angenehm, wenn sich der Mann einmal verwöhnen lassen möchte. Die Liebenden sitzen einander gegenüber und stützen sich beide locker hinten mit den Händen auf, die Beine sind angestellt. Dann lässt sie ihre Oberschenkel leicht auseinander gleiten, so dass er ihren Lusttempel voll im Blick hat. Jetzt kommt er ihr entgegen, legt seine Beine über ihre, umschlingt mit ihnen zärtlich und fest ihre Hüften, lässt sich nach hinten sinken und spreizt die Oberschenkel. Sie lehnt sich leicht nach vorn und lässt ihn so eindringen. Seine Beine sind dabei angestellt

TIPP ZUR LUSTSTEIGERUNG

Konzentrieren Sie sich als Frau ganz auf das, was Sie tun. Schauen Sie ihm intensiv in die Augen, lassen Sie Ihre Zungenspitze lasziv über die Lippen gleiten. Atmen Sie tief und genießen Sie seine Stärke in Ihnen. So wird er den Blick nicht mehr von Ihnen wenden können und ganz und gar Ihnen gehören.

oder – wenn es bequemer ist – auf ihren Schultern abgelegt. Während sie sich in ihrem Rhythmus auf ihm wiegt, kann er sich ganz ihren Bewegungen hingeben.

DIE ENGE UMARMUNG

Der Begriff »Jaghána« stammt aus dem Sanskrit und bedeutet auf deutsch so viel wie Becken oder Schambereich der Frau. Aber auch die Rückseite eines Altars in einem Heiligtum wird mit diesem Wort bezeichnet. Ursprünglich gehört die Stellung Jaghána zu einer der vier im Original-Kamasutra so genannten »engen Umarmungen einzelner Körperteile«. Die Frau springt dabei mit »gelöstem, fliegenden Haar« auf den Mann und presst ihr Becken gegen seines, um ihn zu kratzen, zu beißen, zu schlagen oder – zu küssen.

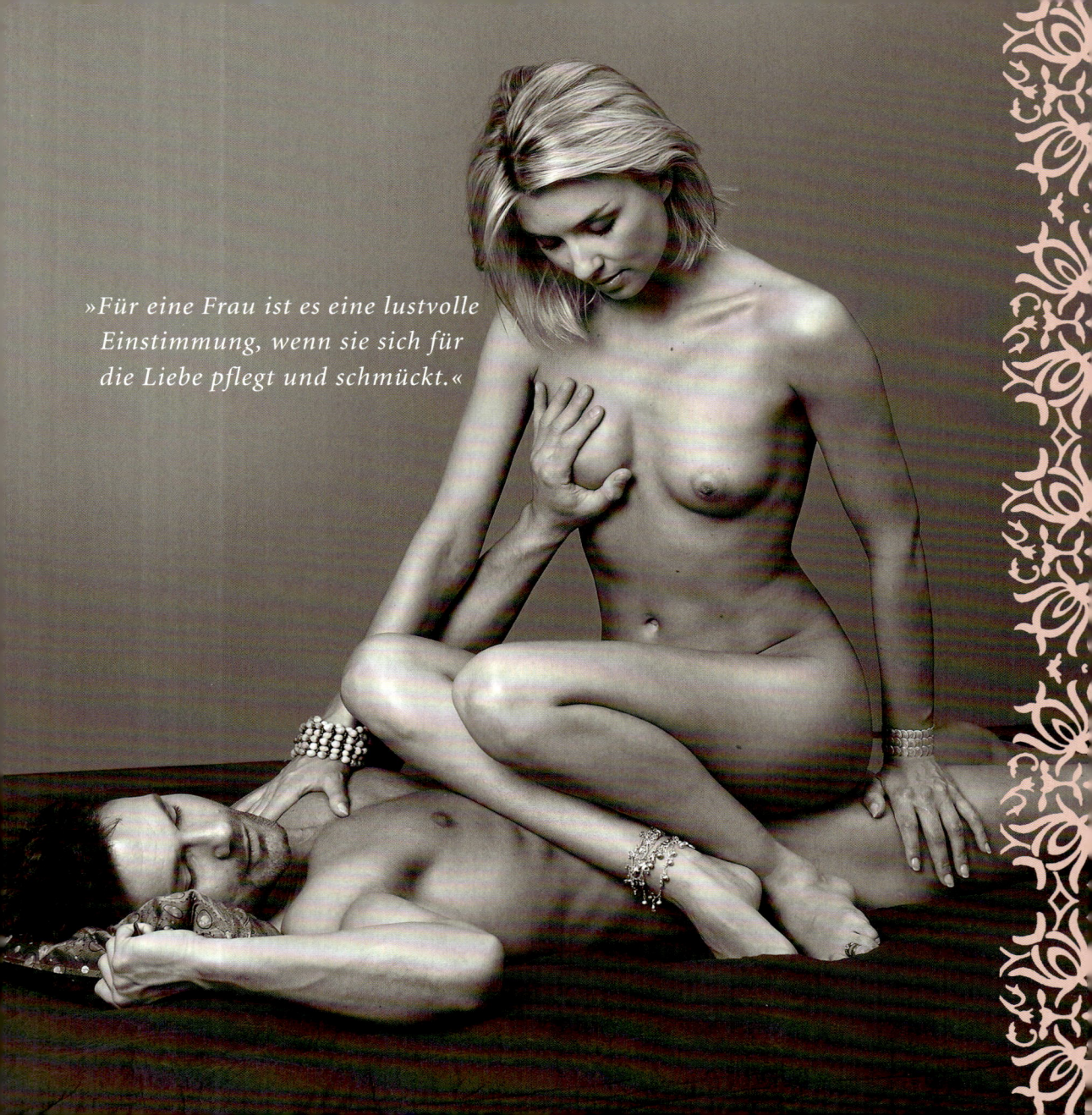

»Für eine Frau ist es eine lustvolle
Einstimmung, wenn sie sich für
die Liebe pflegt und schmückt.«

Der Schmetterling

Bei dieser Stellung können beide Liebende ein äußerst genussvolles Erlebnis miteinander teilen. Er setzt oder legt sich bequem mit angewinkelten und leicht gespreizten Beinen aufs Bett oder auf eine Decke auf den Boden. Sie beugt sich über ihn, küsst ihn zärtlich, streichelt ihn mit der Fingerspitzen und mit hauchzarten Wimpernschlägen auf seiner Haut. Während seine Erregung steigt, sieht er ihr zu, wie sie sich auf seiner Mitte niederlässt. Sie lässt ihn langsam und so tief, wie es ihr angenehm ist, eindringen und stellt ihre Füße wie im Damensitz zur Seite ab. Nun schaukelt sie sanft und rhythmisch auf ihm hin und her, wie ein Schmetterling auf einem Zweig. Sie kann die Stellung genüsslich variieren, indem sie sich langsam auf ihm dreht und immer wieder kurze Pausen einlegt, um auf ihm »hin- und herzuschweben«, so lange bis es beide nach einem leidenschaftlichen Stellungswechsel verlangt.

 TIPP ZUR LUSTSTEIGERUNG

Machen Sie sich beide schön und gönnen Sie sich eine Extraportion Pflege, bevor Sie sich Zeit füreinander nehmen. So fühlen Sie sich nicht nur attraktiv, sondern tun sich auch selbst ausgiebig etwas Gutes. Gönnen Sie auch Körperstellen, die sonst eher vernachlässigt werden, Ihre Aufmerksamkeit. Besonders die Füße mit ihren empfindlichen und teilweise erogenen Reflexzonen werden es Ihnen danken. Auch schöne Hände und gepflegte Nägel machen Freude beim Liebesspiel.

 SYMBOL DER WANDLUNG

Der Schmetterling ist in der universalen Symbolsprache ein Zeichen für Wandlung und Auferstehung: Aus einer Raupe schlüpft nach der Verpuppung in einem unscheinbaren Kokon ein prachtvolles geflügeltes Wesen. Eine lebendige Beziehung kann ebenso verschiedene Metamorphosen und Häutungen durchleben, aus denen beide Partner gestärkt hervorgehen.

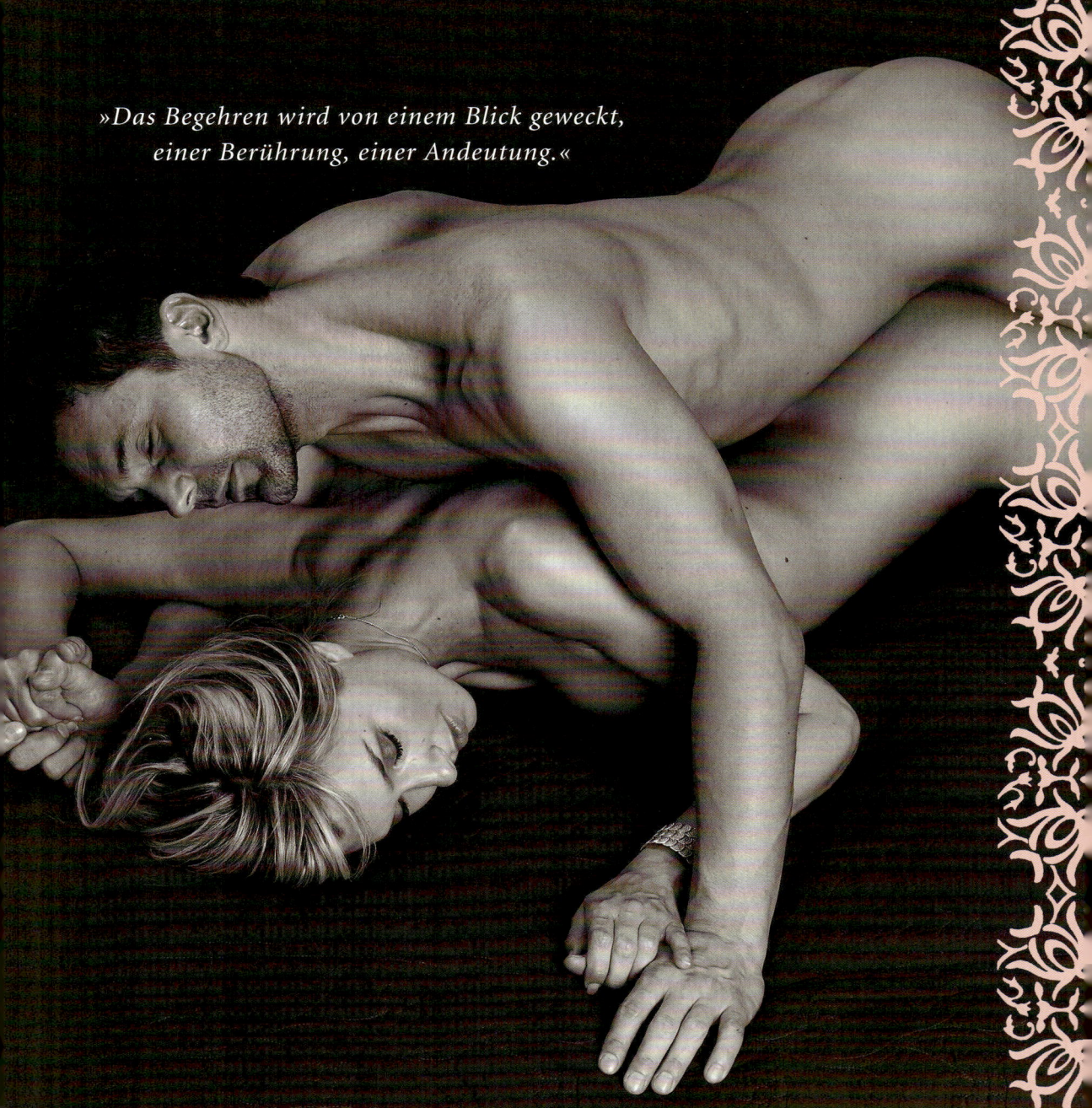

»Das Begehren wird von einem Blick geweckt,
einer Berührung, einer Andeutung.«

Parvatis Liebling

Diese Stellung ist eine der einfachsten und zugleich genussvollsten Liebestechniken überhaupt. Nach wilderen Episoden können sich die Liebenden hierbei entspannen und zugleich langsam einem neuen Höhepunkt entgegensteuern. Sie liegt auf dem Bauch. Ein kleines Kissen unter ihrem Becken sorgt für eine angenehme Stütze. Er legt sich auf sie, als ob er sie von hinten innig umarmen wollte und stützt sich dabei auf seinen Unterarmen auf. Sie reckt ihm jetzt ihren Po entgegen, und er streichelt und stimuliert sanft ihre Yoni oder – wenn sie es mag – ihren Anus. Wenn sie es vor Erregung nicht mehr aushält, dringt er von hinten tief in sie ein. Der Winkel ist für beide optimal, denn so kann er schon mit leichten Stößen ihren an der Vorderseite der Yoni liegenden G-Punkt stimulieren, was auf beide ungemein erregend wirkt.

TIPP ZUR LUSTSTEIGERUNG

Ein Vorspiel in einem warmen Bad kann unglaublich erotisieren. Badezusätze aus ätherischen Ölen wirken aphrodisierend und entspannend zugleich. Massieren Sie sich gegenseitig verspielt mit den Füßen an allen Stellen Ihres Körpers, an denen Sie sich verwöhnen möchten. Erregen Sie sich dabei gegenseitig mit Fantasien, was Sie anschließend miteinander anstellen wollen. So macht Sie das warme Wasser auch garantiert nicht müde.

PARVATI UND SHIVA

»Dort wo Himmel und Erde sich treffen, ragen die Gipfel des Himalaya auf. Sie sind ein Maßstab für die Welt, so wie die Götter ein Maßstab für den Menschen sind.« So beginnt die indische Legende des Gottes Shiva und seiner Frau Parvati, der Tochter des Gottes des Himalaya. Parvati wird meist als liebliche, reich geschmückte Frau dargestellt mit einer Lotosblüte in der rechten Hand. Ihr Sohn ist der elefantenköpfige Gott Ganesha. Im Shaktismus (siehe Kasten Seite 6) wird sie unter dem Namen Shakti verehrt.

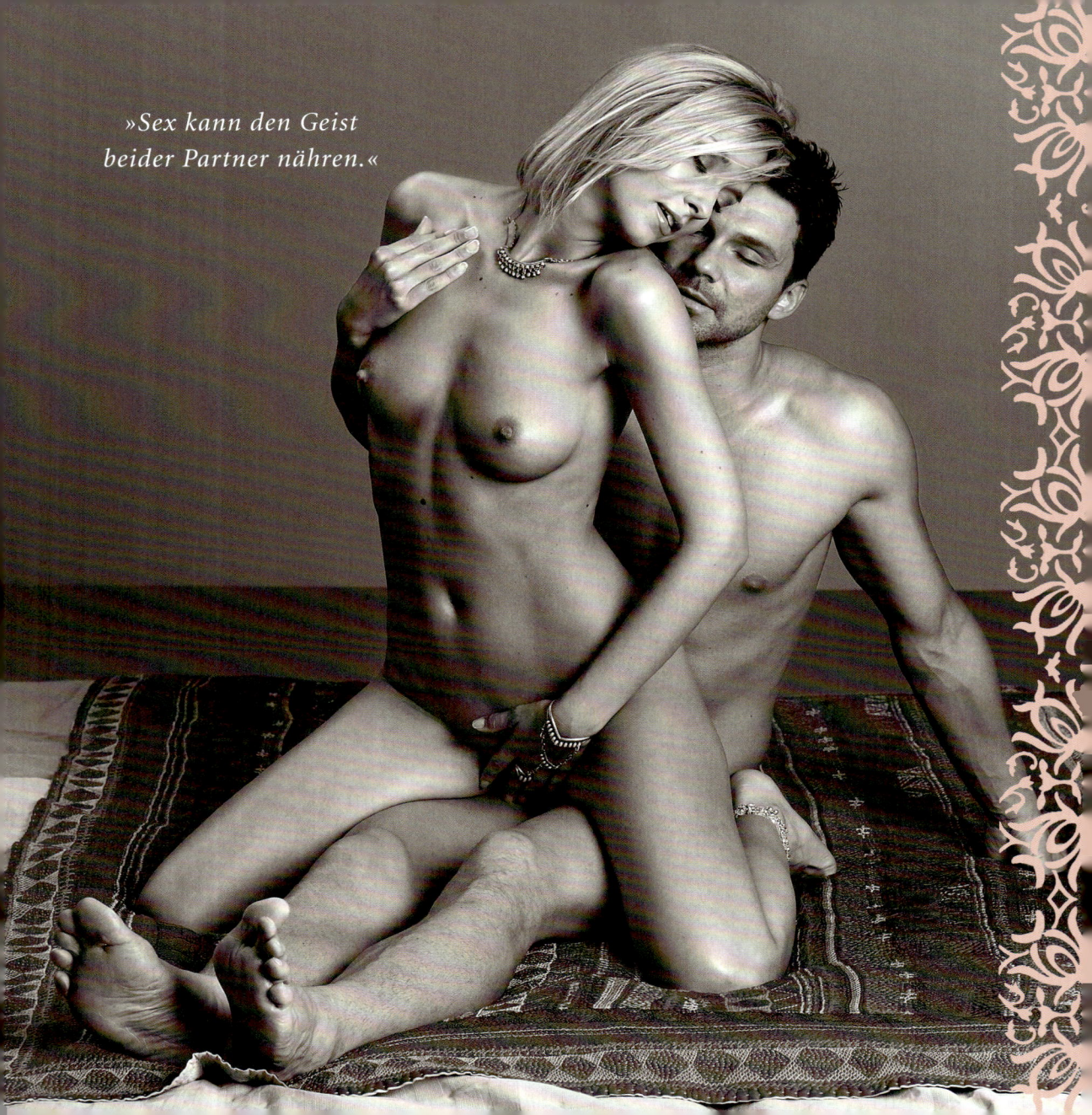

»Sex kann den Geist
beider Partner nähren.«

Die Stutenstellung

Diese Stellung verspricht Leidenschaft pur. Er lehnt sich entspannt zurück und stützt sich mit den Händen oder auf den Ellenbogen ab. Er kann sich allerdings auch an das Betthaupt oder eine Wand anlehnen, je nachdem, wie es für ihn bequemer ist. Seine Beine sind locker ausgestreckt. Nun setzt sie sich mit dem Rücken zu ihm auf seinen Schoß und streckt ihm ihren Po entgegen. Dabei stützt sie sich mit ihren Händen auf seinen Knien oder Schienbeinen ab. Jetzt kann er mit den Fingern ihre Yoni streicheln oder sie mit einem Pinsel oder einer Feder erregen. Wenn sie es nicht mehr aushält, lässt sie sich langsam auf seinem Lingam nieder und beginnt nun, diesen rhythmisch mit dem An- und Entspannen ihrer Scheidenmuskeln zu massieren. Wenn ihr danach ist, kann sie sich dabei auch selbst mit Fingerspielen verwöhnen und zum Höhepunkt bringen.

TIPP ZUR LUSTSTEIGERUNG

Wenn Sie Ihren Liebsten oder Ihre Liebste verführen wollen, berühren Sie ihn oder sie im Vorbeigehen wie zufällig am Körper. Streichen Sie kurz das Gesicht entlang oder drücken Sie leicht Ihre Brüste beziehungsweise Ihren Ligam gegen den Körper Ihres Partners. Wenn Sie das Gefühl haben, seine Lust entfacht zu haben, verlassen Sie den Raum, gehen Sie in die Küche und beginnen Sie Sahne zu schlagen oder lassen Sie einen Sektkorken ploppen. Auf seine Nachfrage hin können Sie dann mit laszivem Augenzwinkern antworten, er dürfe gerne mal probieren, wenn er Ihnen unauffällig ins Schlafzimmer folgt ...

KRAFT UND HARMONIE

Das Kamasutra teilt Frauen nach der Tiefe ihrer Yoni ein (siehe Seite 17). Die »Stute« gilt in der Hindu-Mythologie als sexuelle Gigantin und als größer als der »Stier«, mit dem sie im Übrigen optimal harmoniert. Tatsächlich gelten Paarungen, bei denen der Lingam des Mannes deutlich größer ist als die Yoni der Frau, als schwieriger.

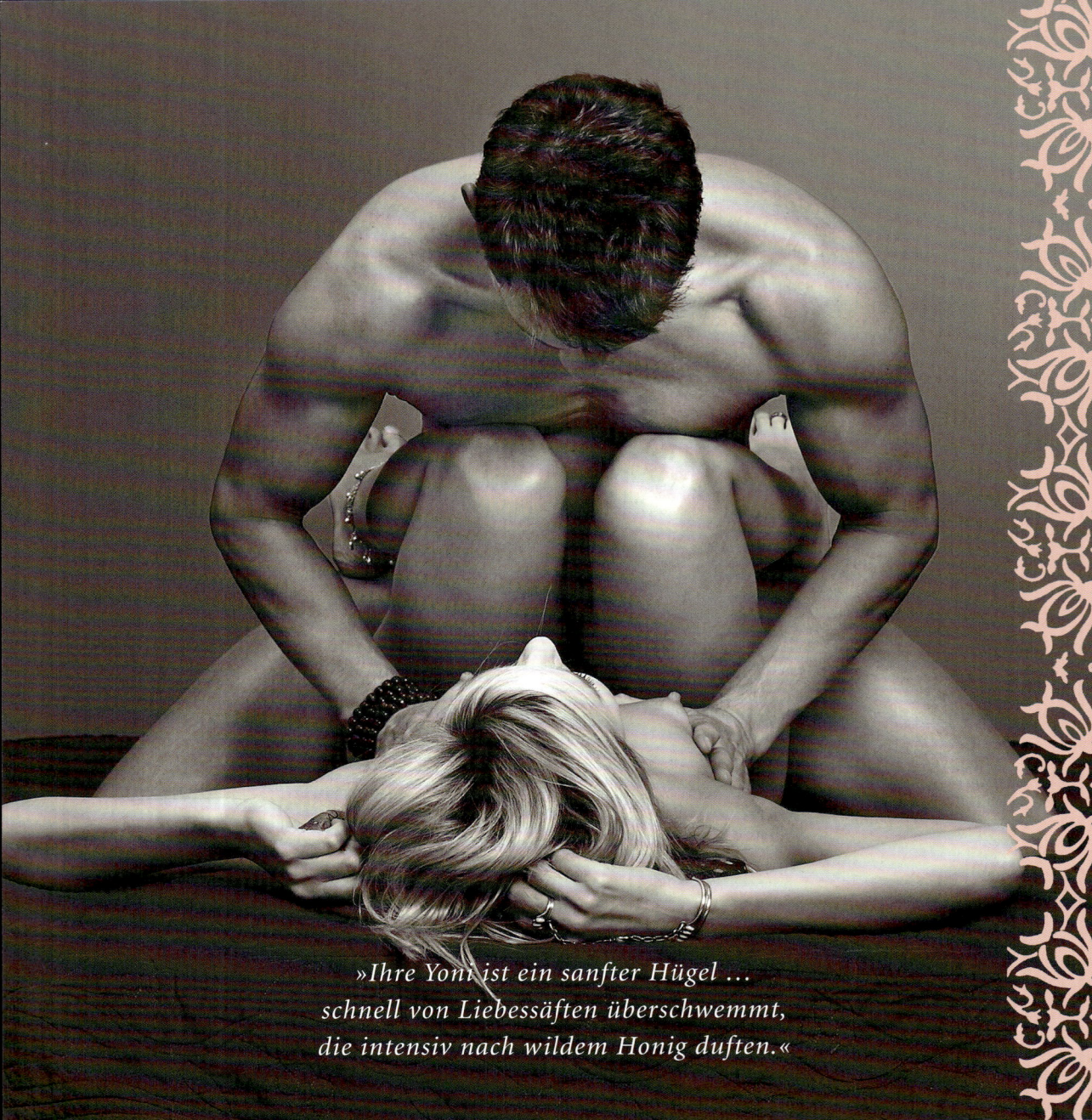

»Ihre Yoni ist ein sanfter Hügel …
schnell von Liebessäften überschwemmt,
die intensiv nach wildem Honig duften.«

Unerschöpfliches Glück

Diese Stellung ist für den Mann großartig, denn die Frau gibt sich ihm hier völlig in die Hand und erlebt ein einzigartiges Liebesspiel von Dominanz und Hingabe. Dabei liegt sie auf dem Rücken und er kniet breitbeinig vor ihr. Sie lässt sich von ihm streicheln und küssen und auf ein in jeder Hinsicht wildes erotisches Abenteuer einstimmen. Nach ausgiebigem Locken und Erregen nimmt er ihre Beine in die Hand, winkelt sie an und drückt sie gegen ihre Brust. Nun kann er weiter ihre Klitoris mit den Fingern, seiner Zunge oder einer Feder stimulieren, bis sie ihn anfleht, »es« endlich zu tun. Er kniet breitbeinig vor ihr, hebt mit beiden Händen leicht ihren Po an und dringt frei und lustvoll in sie ein. Während er ihre Brüste streichelt und küsst, kann er die Stoßrichtung seines Ligams, die Heftigkeit und den Rhythmus variieren.

TIPP ZUR LUSTSTEIGERUNG

Sie haben endlich richtig Zeit füreinander – also auch für eine zweite Runde. Um ihn dafür schnell wieder auf Touren zu bringen, probieren Sie es mit einem »Kostümwechsel«: Bitten Sie ihn um ein paar frische Früchte aus der Küche, angerichtet auf Eiswürfeln, die nach Belieben später auf Ihrer Haut zum Einsatz kommen. Während er alles vorbereitet, ziehen Sie sich einen neuen verführerischen BH und halterlose Strümpfe an. Legen Sie sich einen Seidenschal um, den Sie nachher für ein fesselndes Spiel verwenden können und schlüpfen Sie in Highheels – fertig ist die garantiert gelungene Überraschung: »Neue Frau, neues Spiel ...«

LIEBENDE HINGABE

Der Vishnuismus, eine seit dem 2. Jahrhundert v. Chr. verbreitete Glaubensrichtung, nennt die liebende Hingabe (Bhakti) den einfachsten Weg zu Gott. Sie spiegelt die Beziehung zwischen dem weiblichen Prinzip Radha und dem männlichen Prinzip Krishna. Liebende und Geliebter werden dabei eins und erleben das »unerschöpfliche Glück« des Liebesspiels miteinander.

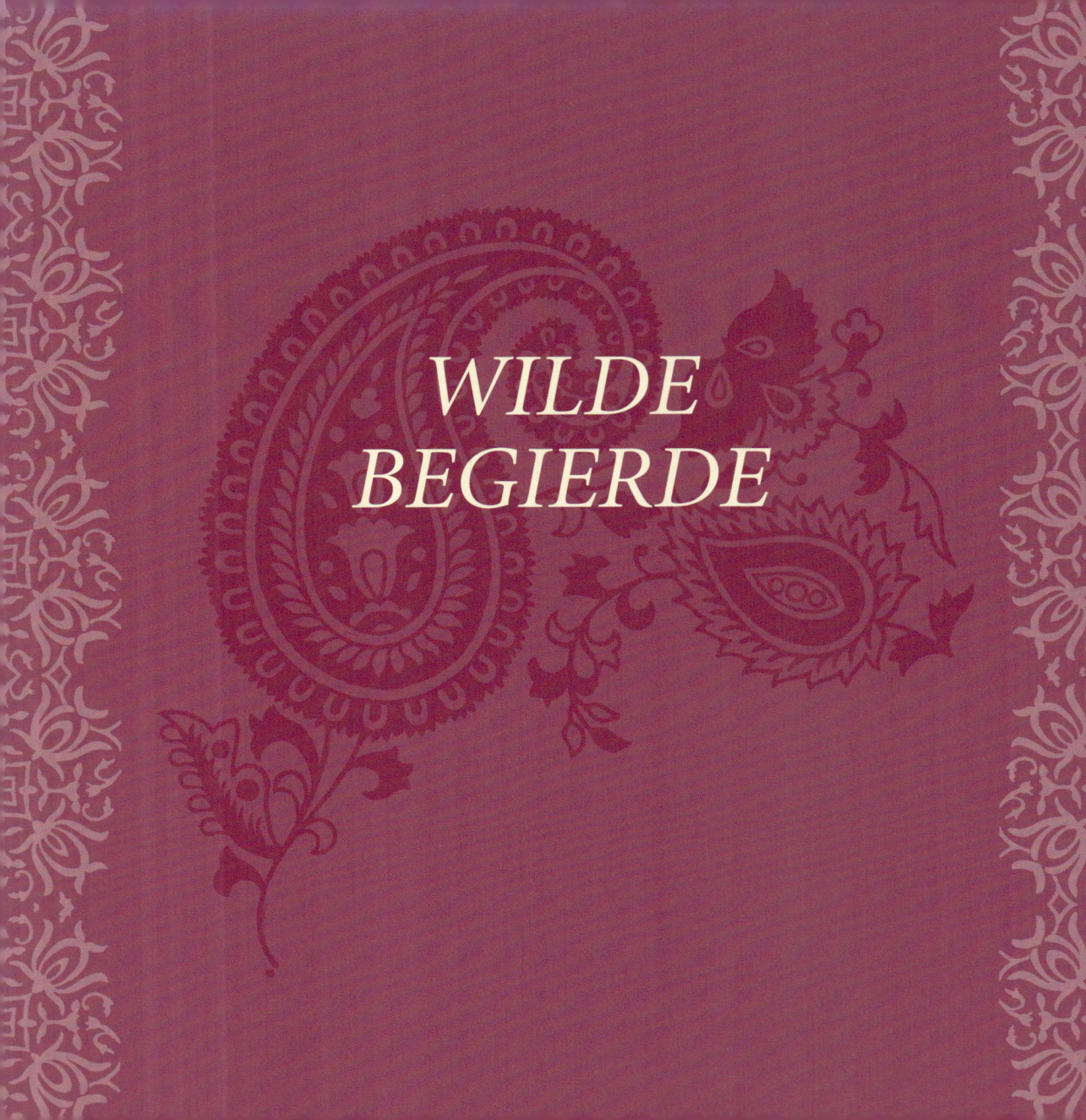

WILDE
BEGIERDE

*

Streit und Auseinandersetzung
gehören zu einer lebendigen Beziehung ebenso wie
Leidenschaft und Lust. Wo zwei Individuen aufeinander prallen, fliegen schon mal die Fetzen. Zum Glück
lassen sich Gefühle wie Wut und Verletzung (sofern sie
nicht zu stark sind) von zwei liebenden Partnern
wieder ins Positive wandeln. Manche Paare müssen
den Grund des Streits erst in Gesprächen ausräumen
und brauchen viel Zärtlichkeit, um sich wieder nahe
zu kommen. Bei anderen kann Wut sehr schnell in
Begierde umschlagen und sie wollen das Ganze mit
einem wilden Spiel im Bett beenden.

*

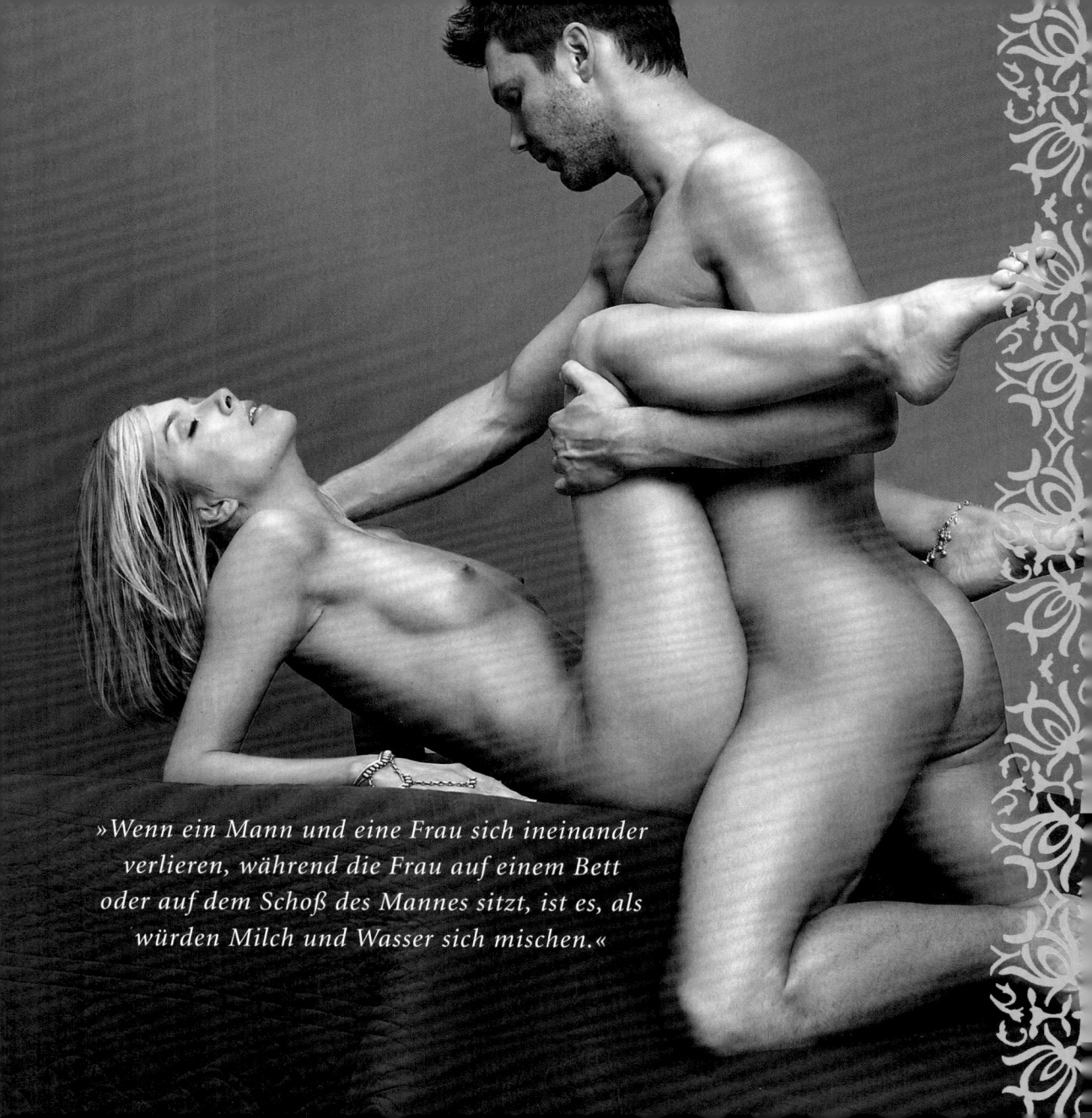

»Wenn ein Mann und eine Frau sich ineinander
verlieren, während die Frau auf einem Bett
oder auf dem Schoß des Mannes sitzt, ist es, als
würden Milch und Wasser sich mischen.«

Milch und Wasser

Sie legt sich in dieser Stellung aufs Bett und rutscht mit Po und Becken bis vorne an die Bettkante. Er kniet vor ihr und kann sie von Kopf bis Fuß streichelnd, küssend und leckend verwöhnen. Jetzt kann auch das ein oder andere Accessoire wie eine Feder oder ein Rasierpinsel zum Einsatz kommen, mit dem er beider Lust steigern und befeuern kann. Vielleicht lässt er zunächst ihre Genitalien dabei aus und streicht oder küsst immer nur darum herum, bis sie darum bettelt, dort berührt zu werden. Dann zieht er sie zu sich heran, um endlich in sie einzudringen. Bei dieser Stellung verläuft die Stoßrichtung des Lingams nicht von oben nach unten, wie sonst, wenn der Mann sich oben befindet, sondern Lingam und Yoni liegen parallel zueinander – für beide Liebenden eine besonders aufregende und gute Empfindung!

 TIPP ZUR LUSTSTEIGERUNG

Flüstern Sie Ihrer Liebsten beim Vorspiel ins Ohr, wie sehr Sie sie begehren und wollen, was Sie mit ihr anstellen möchten oder was sie mit Ihnen anstellen soll. Auf diese Weise zeigen Sie ihr, dass diese Botschaft nur für sie bestimmt ist. Und Sie können sich so auch die eine oder andere wilde Fantasie oder Unanständigkeit erlauben, die Sie vielleicht in voller Lautstärke nicht so leicht über die Lippen bekommen würden.

 INNIGKEIT UND LEIDENSCHAFT

Die Milch-und-Wasser-Umarmung wird im Kamasutra in Augenblicken der höchsten Lust empfohlen. Vatsyayana beschreibt das Extrem dieser Position als eine Vereinigung, in der sich beide Partner blind vor Leidenschaft umarmen, als wollten sie ineinander eindringen. Dabei kann sie ihm zugewandt auf seinem Schoß sitzen oder auf einem Bett liegen – und ihn dann gewähren lassen.

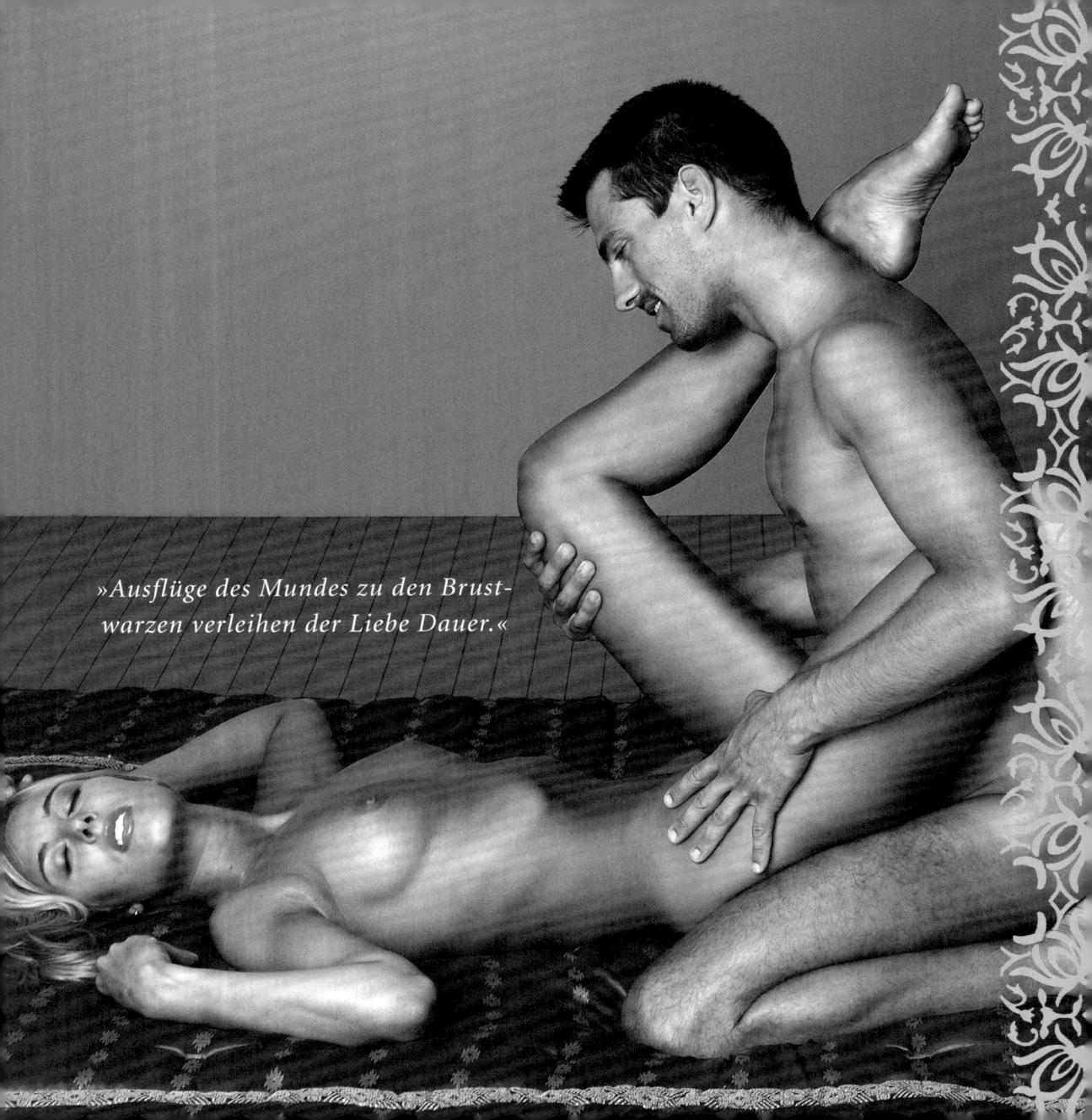

»Ausflüge des Mundes zu den Brustwarzen verleihen der Liebe Dauer.«

Der Liebesspagat

Sobald sie in der Stimmung ist, sich ihm wieder hinzugeben, lässt sie sich genussvoll zurück in die Laken sinken. Er kniet vor ihr, streichelt ihre Brüste und die Innenseite ihrer Oberschenkel, bis sie wirklich alles um sich herum vergessen hat und ihn nur noch will. Dann legt sie als Zeichen für ihre Bereitschaft ein Bein auf seine Schulter. Das andere Bein legt sie um seine Hüfte und stellt es für einen besseren Halt auf. Dann nimmt er ihren Oberschenkel sanft in seine Hand und dringt in sie ein. Je stärker sie ihr oben abgestütztes Bein anwinkelt, desto entspannter ist die Position für sie. Sie kann so die Tiefe seiner Stöße steuern und zugleich mit dem Spiel ihrer Scheidenmuskeln seinen Lingam stimulieren. Mit der freien Hand kann er ihre Klitoris liebkosen. Um den Höhepunkt hinauszuzögern, wechselt sie das Bein nach einer kurzen Atempause und lässt das Spiel von Neuem beginnen.

TIPP ZUR LUSTSTEIGERUNG

Wenn Sie ihm noch grollen, lassen Sie ihn zappeln! Ihr Liebster wird wahnsinnig werden, wenn Sie ihn daran hindern, sich einfach zu nehmen, was er möchte. Wenn Sie Lust dazu haben, lassen Sie auch bei Stellungen, in denen er dominant sein kann, nicht zu, dass er komplett die Kontrolle übernimmt. Machen Sie stattdessen ganz gezielt Pausen und treiben Sie die Spannung damit immer wieder auf die Spitze.

ENERGIE DURCH HINGABE

Der Spagat (Anjaneyasana) ist ursprünglich eine Yogaübung. Sie schult – wie die anderen Yogastellungen auch – die Beweglichkeit des meditierenden Yogis. Der indische Name des Spagats spielt dabei auf den Affengott Anjaneya an. Dank seiner spirituellen Hingabe, so die Legende, konnte er übernatürliche Kräfte entfalten. Was gibt es Schöneres, als wenn ein Liebesakt solche Folgen zeitigt?

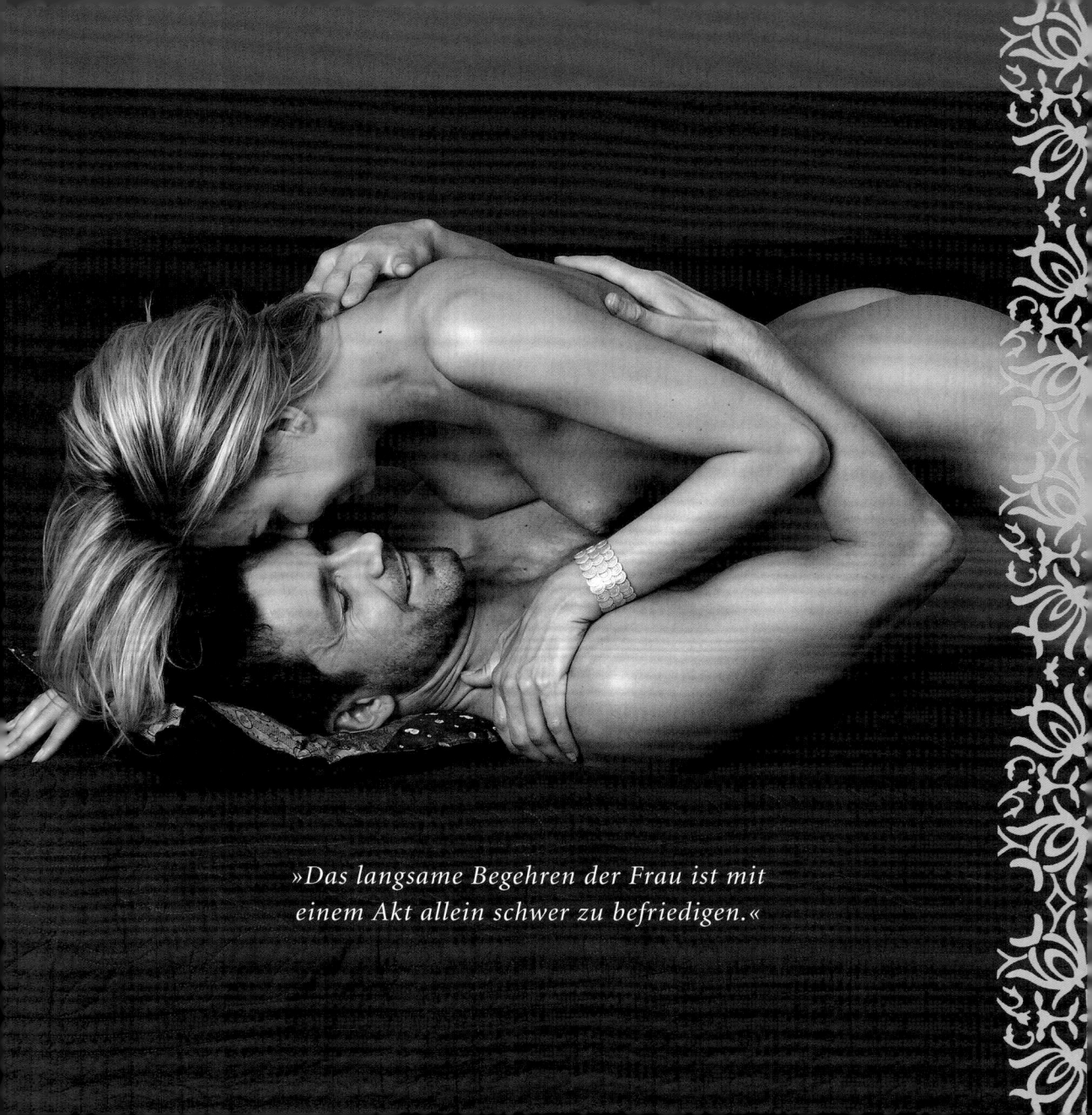

»Das langsame Begehren der Frau ist mit
einem Akt allein schwer zu befriedigen.«

Die umgekehrte Umarmung

Bei dieser sehr erotischen Stellung liegt die Frau oben, während er mit ausgestreckten Beinen auf dem Rücken liegt. Ein kleines Kissen stützt angenehm seinen Nacken. Dann zieht er sie an sich. Sie kann ihn streicheln, mit dem Spiel ihrer Brüste erregen und ihn zärtlich küssen, um es sich dann auf ihm bequem zu machen und mit der Hand seinen Lingam einzuführen. Nun schmiegt sie sich eng an ihn und beginnt ihr Becken kreisförmig oder auf und ab zu bewegen. Wenn sie sich an seinen Schultern festhält, wird die Stellung etwas stabiler und sie kann ihre Bewegungen noch gezielter ausführen. Für sie ist es ein erregendes Erlebnis, die Führung zu übernehmen und sich zugleich optimal zu stimulieren. Er genießt ihre Bewegungen als reizvoll-kräftige Massage, die sich von üblichen Stoßbewegungen unterscheidet.

TIPP ZUR LUSTSTEIGERUNG

Wenn Sie möchten, können Sie Ihrer/m Liebsten vor oder während des Aktes ein paar heiße Liebesmale beibringen (siehe auch Seite 14): »Der Pfauenfuß« ist eine krumme Linie, die durch den Druck der fünf Fingernägel um die Brust herum erzeugt wird. »Die Punktreihe« entsteht durch mehrere kleine Bisse nebeneinander, am besten auf der Brust, an den Achseln oder den Flanken. Für »Koralle und Edelstein« beißen Sie ihn oder sie mit den Zähnen in die Wange, während Sie dabei gleichzeitig mit den Lippen saugen.

DIE VORZÜGE DES MANNES

Wie sieht der ideale männliche Liebhaber aus? Laut Vatsyayana sind eindeutige Vorzüge des Mannes Bildung, Benehmen und Redegewandtheit. Zudem ist er entschlossen, großzügig, ehrgeizig, dabei freundlich und »voller Lebenskraft wie ein Stier«. Kurz: Er zieht die Frauen an, ohne ihnen zu verfallen.

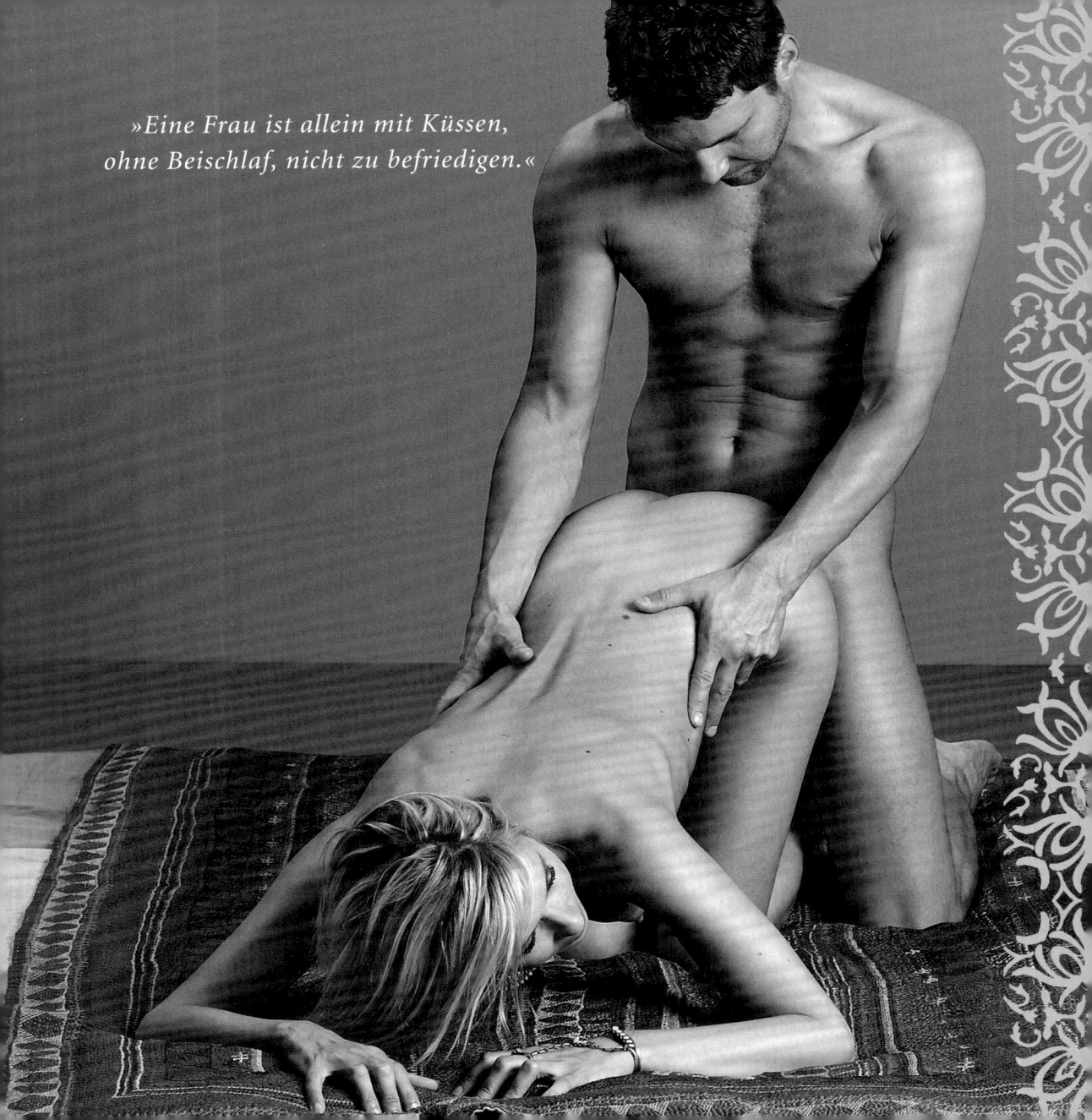

»Eine Frau ist allein mit Küssen,
ohne Beischlaf, nicht zu befriedigen.«

Ruhender Tiger

Bei dieser sehr angenehmen und absolut leidenschaftlichen Stellung kann er das Tier in sich herauslassen. Frauen, die einen leicht erregbaren G-Punkt haben, kommen ebenfalls ganz auf ihre Kosten. Bequemer und entspannender für die Frau ist es, wenn sie sich dabei vor ein Bett kniet und auf der Matratze die Arme oder auch den Kopf ablegt. So genießt sie optimalen Halt und kann sich ihm völlig hingeben. Er kniet dabei hinter ihr, umfasst ihre Taille und dringt von hinten in sie ein. Um sie noch stärker zu stimulieren, kann er sie vorher mit sanften Federspielen oder einer lustvollen Gelmassage locken, bis sie sehnsuchtsvoll nach ihm verlangt. Sie ihrerseits kann durch tiefes, sinnliches Atmen und

TIPP ZUR LUSTSTEIGERUNG

Manch einer liebt es sehr, im Lauf des Liebesspiels gebissen oder gekratzt zu werden oder auch einen Klaps auf den Po zu bekommen. Im Kamasutra gelten diese wilderen »Streicheleinheiten« als unabdingbar für ein leidenschaftliches Spiel zwischen zwei Liebespartnern oder Streithähnen. Übertreiben Sie es aber nicht und achten Sie sehr sensibel auf die Reaktion Ihres Partners, ob Ihre Gesten für ihn in Ordnung sind, ansonsten verderben Sie nur die Stimmung.

wohliges Stöhnen seine Lust verstärken. Sie kann mit ihrem Becken spielen, hin und her schaukeln und die Beine weiter öffnen – je nachdem, was ihr und ihm am meisten Spaß macht.

BETELNUSS UND GIRLANDEN

Um einen Liebhaber zu gewinnen, rät Vatsyayana der Frau, ihm »Betel und Girlanden und wohl bereitetes Duftöl« zu schenken sowie ihn anschließend in eine Unterhaltung über die Künste zu verwickeln. Die Betelnuss ist ein in Südostasien verbreitetes Genussmittel, das Lust auf Sex und gute Laune macht. Mit dem Geschenk zeigt ihm die Frau, dass sie mit ihm schlafen will.

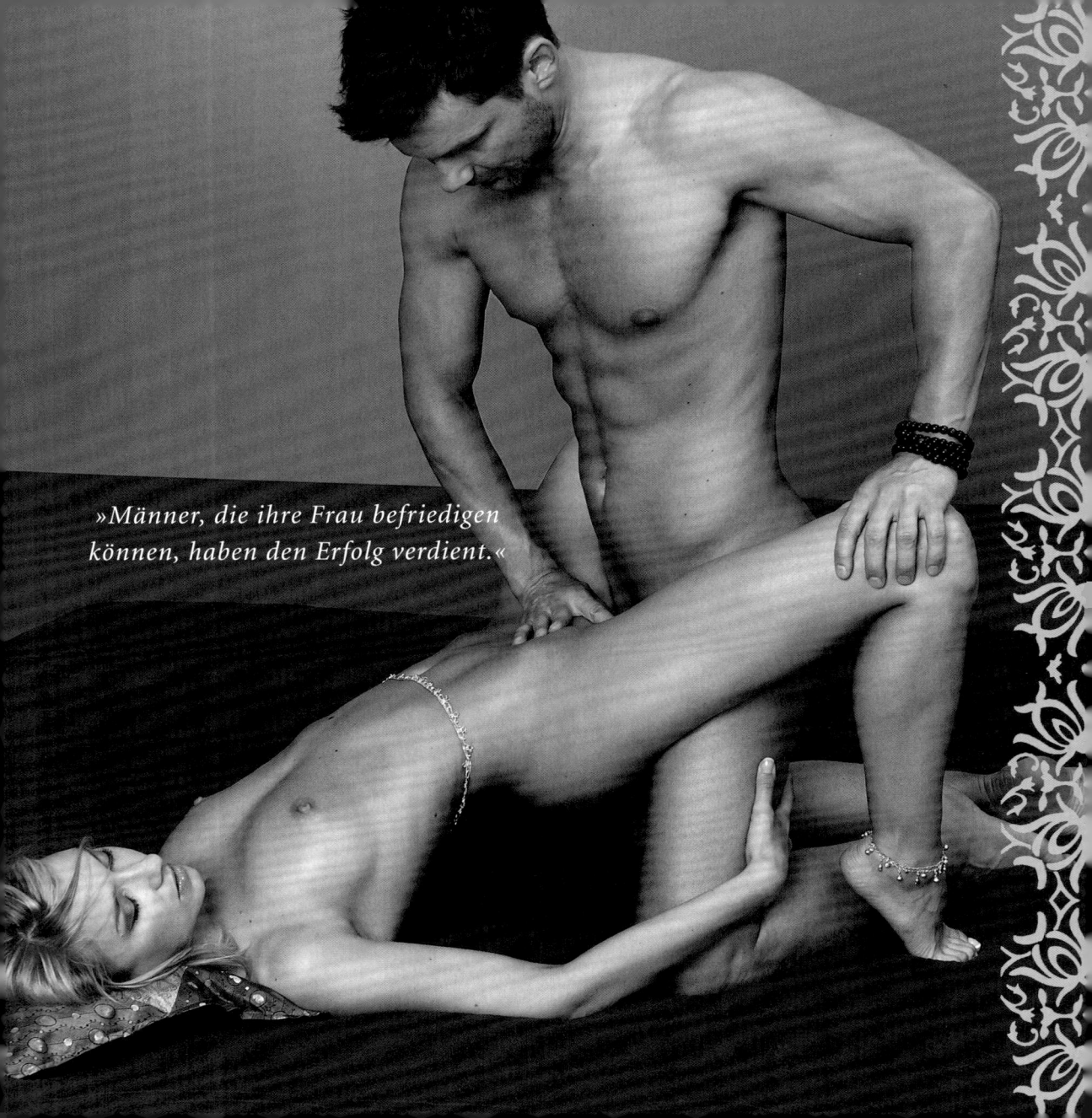

»Männer, die ihre Frau befriedigen
können, haben den Erfolg verdient.«

Stellung des Suvarnanabha

Bei dieser absolut heißen Liebesstellung legt sie sich entspannt auf den Rücken. Ein kleines Kissen polstert dabei ihren Kopf ab. Wenn sie es möchte, nimmt sie die Arme nach hinten und lässt sich jetzt mit einem Schal oder mit Handschellen fesseln. Sie stellt dann ihre Beine an und grätscht sie, so dass er sich zwischen sie knien kann. Er kann sie nun streicheln, locken, küssen und ihre Yoni fingerfertig oder mit der Zunge liebkosen, um ihr richtig Lust auf ein heftigeres Liebesspiel zu machen. Dann hebt sie ihm ihr Becken entgegen, die Schultern bleiben dabei auf dem Laken. Er umfasst ihre Oberschenkel und dringt in sie ein. Sie umklammert seine Hüften fest mit ihren Beinen und lässt ihn in seinem Rhythmus stoßen. Wenn es schwer fällt, diese Stellung aus eigener Kraft zu halten, legt er ihr ein dickes Kissen unter den Po, um sie zu entlasten. Besonderes Plus bei dieser Stellung: Er kann dabei mit den Fingern ihre Klitoris stimulieren.

TIPP ZUR LUSTSTEIGERUNG

Lassen Sie sich von ihm oder ihr vor dem Liebesspiel massieren und vereinbaren Sie dabei Stillschweigen. Beschränken Sie Ihren Dialog darauf, das Mienenspiel des anderen zu lesen und auf lustvolle Laute. Gehen Sie es langsam an und versuchen Sie, alle Berührungen ganz bedächtig und zart durchzuführen. So kommen Sie beide deutlich mehr in Fahrt, als wenn Sie es übereilt und hastig angehen. Überlassen Sie sich dabei beide Ihren Gefühlen und Ihrem Begehren.

DER GROSSE LEHRER

Suvarnanabha war einer der drei Weisen, deren Schriften Vatsyayana zum Kamasutra zusammenfügte (siehe Seite 7). Diese Liebesposition, die im Original ganz prosaisch »Die aufgestellte Lage« heißt, hat Vatsyayana von ihm übernommen.

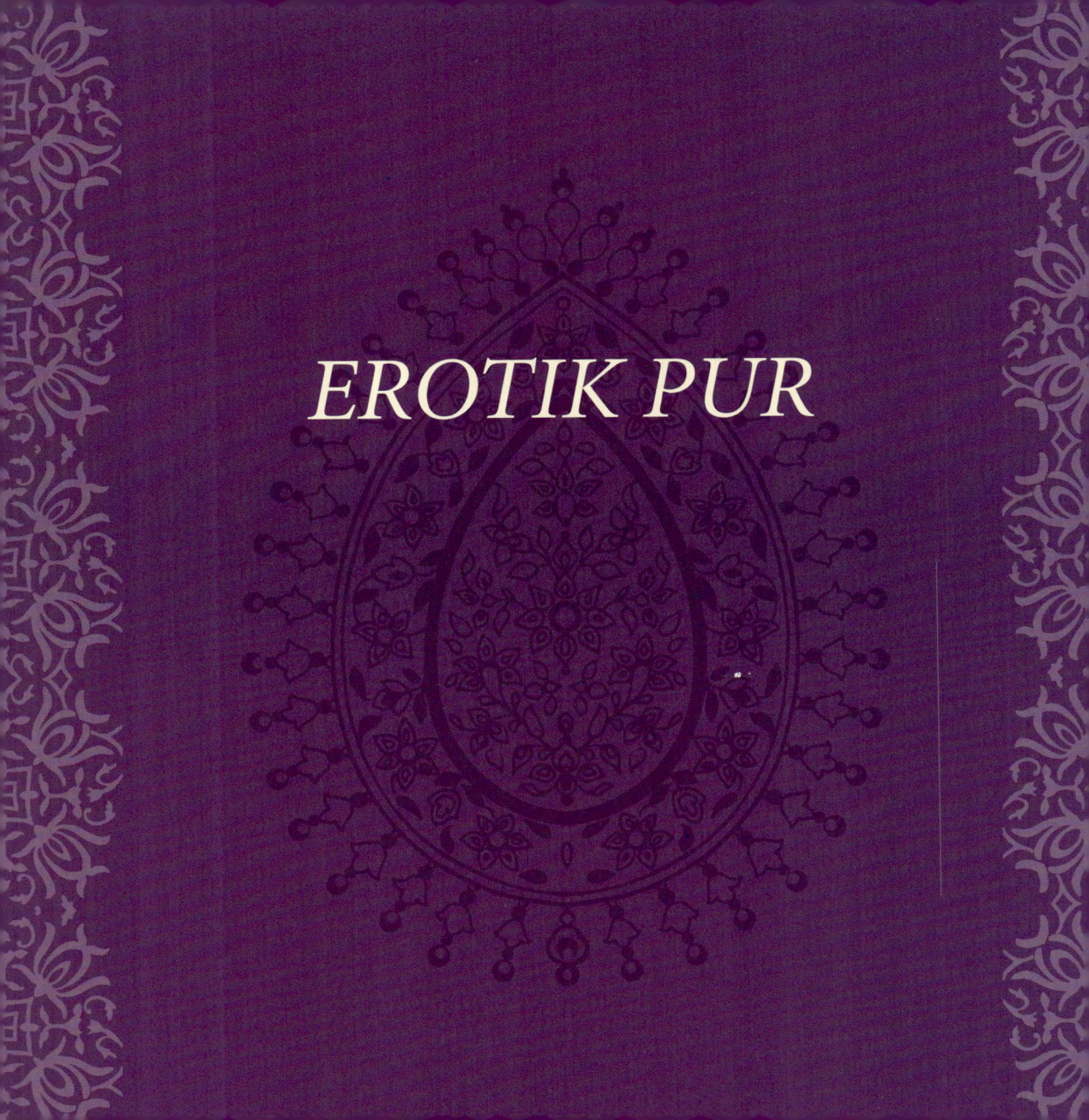

EROTIK PUR

*

Es gibt Zeiten der Lust in einer
Partnerschaft, die besonders zelebriert sein wollen.
Sei es an einem langen Wochenende daheim oder im
Urlaub – jetzt können Sie aus dem Vollen schöpfen und
sich mit den Liebesstellungen auf den folgenden Seiten
purer Erotik hingeben. Im goldenen Schimmer des
Nachmittags, unter den leuchtenden Farben der Nacht
und im kühlen Morgenlicht soll Ihre Liebe aufs Neue
gefeiert werden. Bereiten Sie sich dazu vor, als ob sie
einen König oder eine Königin empfangen würden
und entführen Sie einander in eine Welt voller
Sinnlichkeit und reiner Lust.

*

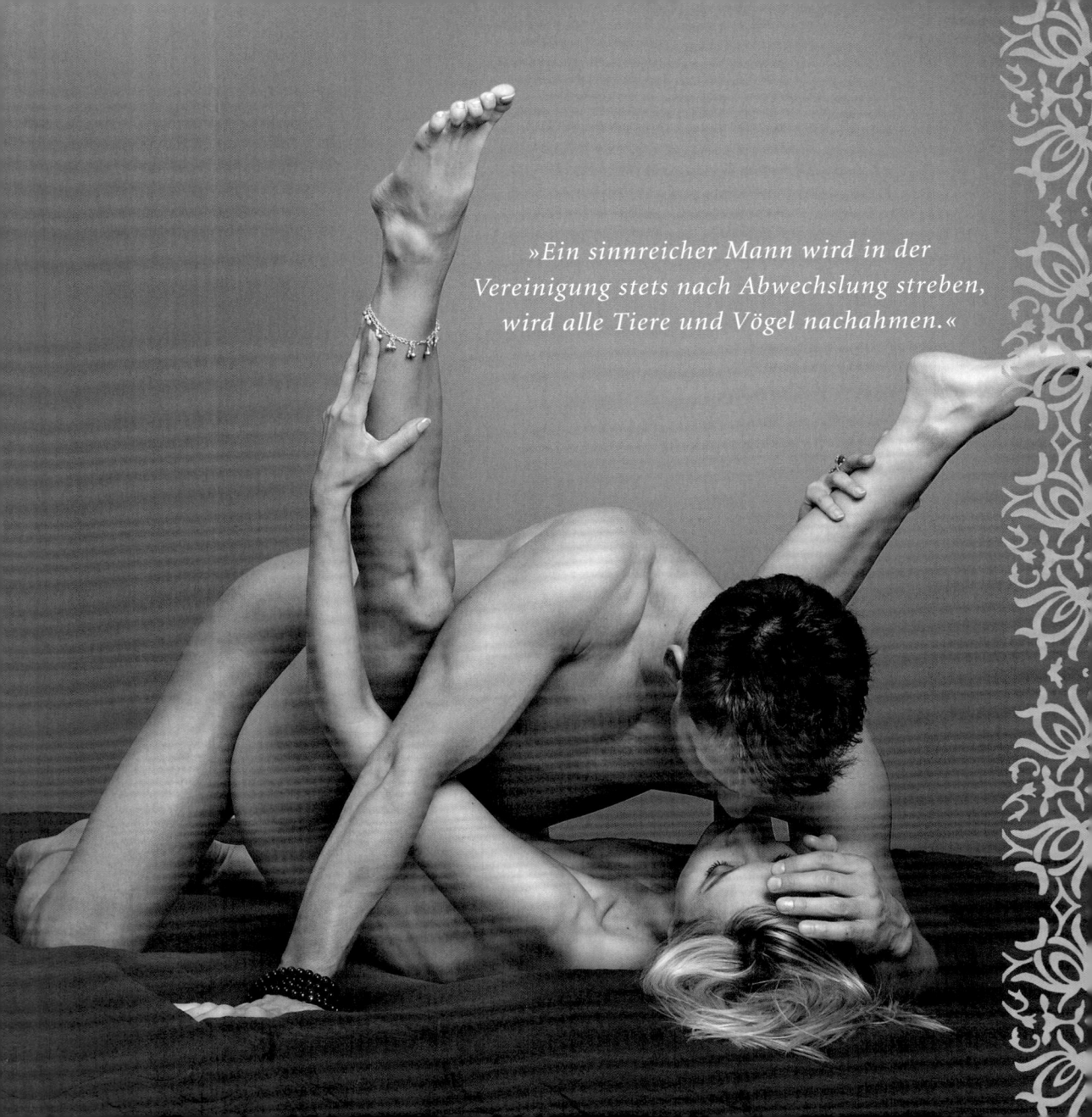

»Ein sinnreicher Mann wird in der Vereinigung stets nach Abwechslung streben, wird alle Tiere und Vögel nachahmen.«

Kerze im Wind

Nach einem ausgiebigen, genussvollen Vorspiel (siehe Kasten) geht es bei dieser leidenschaftlichen Stellung zur Sache. Dabei kann es nicht schaden, wenn sie ein wenig gelenkig ist. Sie liegt auf dem Rücken, umfasst mit beiden Händen ihre Fesseln und streckt die Beine so weit wie möglich nach oben. Er kniet dabei ganz nah vor ihr. Jetzt hebt sie den Po nach oben an und zieht die Beine hinter den Kopf, während er in sie eindringt und sich mit den Armen dabei vorne abstützt. So kann er sich besonders tief und lustvoll in ihr bewegen. Vielleicht möchte sie zwischendurch zur Entspannung die Beine etwas weiter nach vorne bringen und den Po absenken. Dabei kann er seinen Oberkörper wieder aufrichten und mit den Nägeln sanft über ihre Beine streichen oder mit einer Hand ihren Po kneten, bis sie ihn wieder tiefer in sich spüren will.

TIPP ZUR LUSTSTEIGERUNG

Für das Vorspiel eignet sich ein Klassiker aus dem Kamasutra: die Rabenstellung. Legen Sie sich beide umgekehrt nebeneinander, mit dem Kopf zu den Füßen. Sie spreizt leicht ihre Oberschenkel und nimmt seinen Kopf zwischen ihre Beine. Seine Lippen und der Mund befinden sich dabei auf der Höhe ihrer Yoni und Klitoris, ihr Mund auf der Höhe seines Lingams und der Hoden. Nun küssen und stimulieren Sie sich beide gegenseitig mit Lippen und Zunge.

SEXUELLE LUST UND LIEBESAKT

Die sexuelle Lust (Rati) hat im Kamasutra viele Entsprechungen: Sexuelles Gefühl (Rasa), Liebe oder Ekstase (Priti), Gefühl und Höhepunkt (Bhava), Leidenschaft (Raga) sowie sexuelle Energie (Vega). Das illustriert noch einmal deutlich, wie viele Varianten es im Liebesspiel gibt.

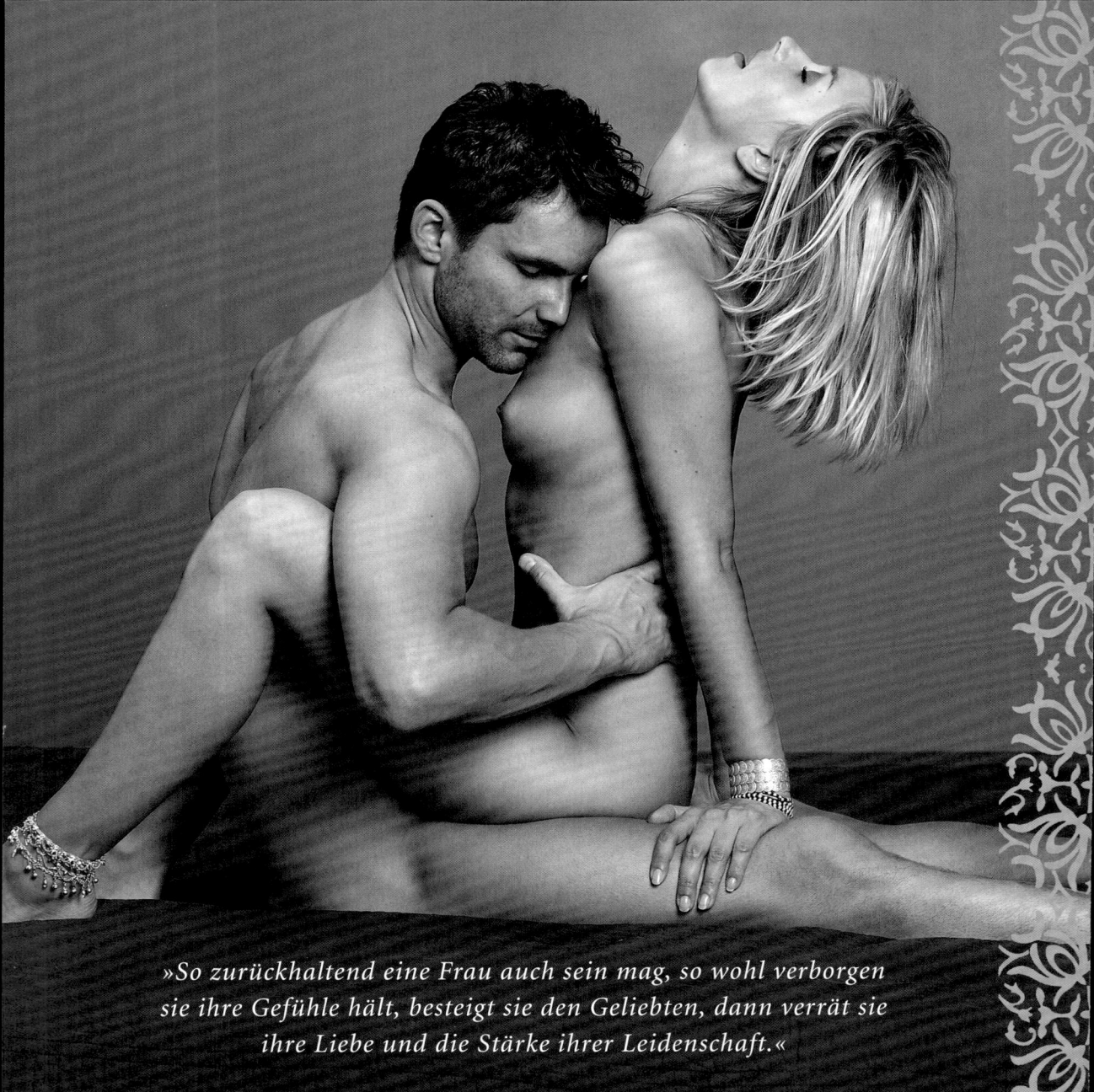

»So zurückhaltend eine Frau auch sein mag, so wohl verborgen
sie ihre Gefühle hält, besteigt sie den Geliebten, dann verrät sie
ihre Liebe und die Stärke ihrer Leidenschaft.«

Kamas Rad

Diese Stellung entspricht einer sexuellen und dabei höchst erregenden Meditation. Für ein Paar, das sich viel Zeit für sich und ein ausführliches erotisches Abenteuer gönnt, ist diese Position ein wunderbar erregendes Zwischenspiel. Er sitzt dabei auf dem Bett, sie kniet oder hockt vor ihm. Beide massieren, streicheln und verwöhnen einander. Dann spreizt er seine Oberschenkel weit auseinander und lässt sie von vorne aufsteigen. Sie rutscht langsam auf seinen Lingam und spreizt ihre Beine rechts und links an seinen Hüften vorbei. Jetzt lehnt sie sich ins Hohlkreuz und leicht zurück. Dabei stützt sie sich mit beiden Händen hinten auf seinen Schenkeln ab. Auf diese Weise hat er die Brüste seiner Schönen im Blick. Nun bewegen sich beide so sanft, dass er die Erektion lange halten kann. Schließlich schaukeln sich beide in höchste Erregung.

 TIPP ZUR LUSTSTEIGERUNG

Sie haben Lust auf einander, möchten sich aber nicht damit überfallen? Schreiben Sie Ihre Wünsche und Fantasien für den Abend auf Zettel und verstecken Sie diese in der Wäscheschublade, dem Jackett, der Handtasche oder wo auch immer der andere sie früher oder später findet.

 ### DIE 64 EROTISCHEN TECHNIKEN

Der Gelehrte Babhravya von Pachala, auf dessen Autorität in erotischen Fragen sich Vatsyayana häufig beruft, verkürzte die umfangreiche Vorlage des Kamasutra auf 150 Verse und 64 Abschnitte, in denen acht Varianten von acht Liebestechniken beschrieben werden: Umarmen, Küssen, Kratzen, Beißen, sexuelle Stellungen, Stöhnen, die Frau spielt die Rolle des Mannes und Oralverkehr. Immer noch ein reiches erotisches Repertoire, aus dem wir heute schöpfen können!

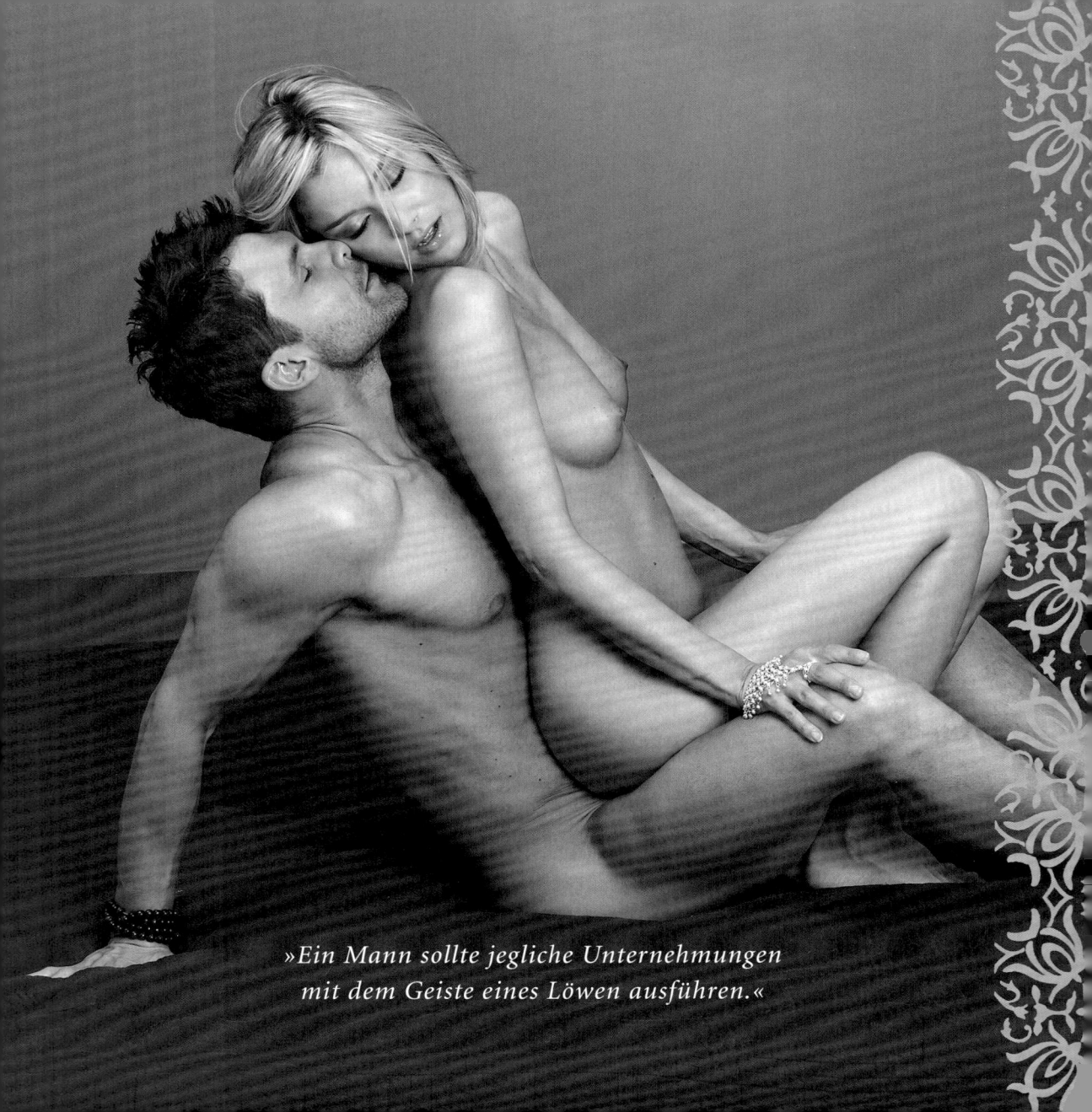

»Ein Mann sollte jegliche Unternehmungen
mit dem Geiste eines Löwen ausführen.«

Das Kaninchen

Diese Stellung ist der absolute Scharfmacher für ihn und bietet auch ihr höchsten Genuss. Er liegt entspannt auf den Ellenbogen abgestützt auf dem Rücken. Sie hockt sich rücklings über ihn und streckt ihm den Po entgegen, den sie verführerisch hin und her und in Richtung seines Lingams bewegt, um kurz vor der Berührung wieder zurückzuzucken. Er genießt dabei den Anblick ihres Pos, streichelt und knetet ihn und stimuliert ihre Yoni. Oder aber er muss stillhalten, wenn das vorher so vereinbart wird. Sinnlich wiegt sie ihre Hüften und beugt sich dabei auch so weit nach vorn, dass ihn der Anblick ihrer Lotosblüte erregen kann. Sobald er in sie eindringen will, weicht sie ihm wieder aus, um sich weiter lustvoll vor seinen Augen hin und her zu wiegen. Ist die Spannung nicht mehr zu ertragen, dringt er in sie ein, und sie bewegt ihr Becken dabei immer schneller im Kreis und bestimmt den Rhythmus der Lust.

 TIPP ZUR LUSTSTEIGERUNG

Überraschen Sie ihn oder sie zwischendurch mit einer neuen, vielleicht auch härteren oder ungewöhnlicheren Sex-Variante oder mit einem besonderen Spielzeug (sextoy), das bereits im Kamasutra erwähnt wurde. So kannte man die Vorform des Dildos aus Elfenbein, Büffelhorn oder verschiedenen Hölzern mit Unebenheiten und kleinen Erhebungen auf der Außenseite. Neben dieser kunsthandwerklichen Nachahmung des Lingam griff man auch gerne zu Gurken oder schmalen Flaschenkürbissen.

 ## DER ERWECKUNGSKUSS

Vatsyayana zeichnet verschiedene Kuss-Szenarien: Eine besonders spielerische ist der so genannte Erweckungskuss. Dabei kann der spätnachts heimkehrende Mann, der seine Frau schlafend vorfindet und bei dem sich Begehren einstellt, diese mit einem Kuss aufwecken und verführen.

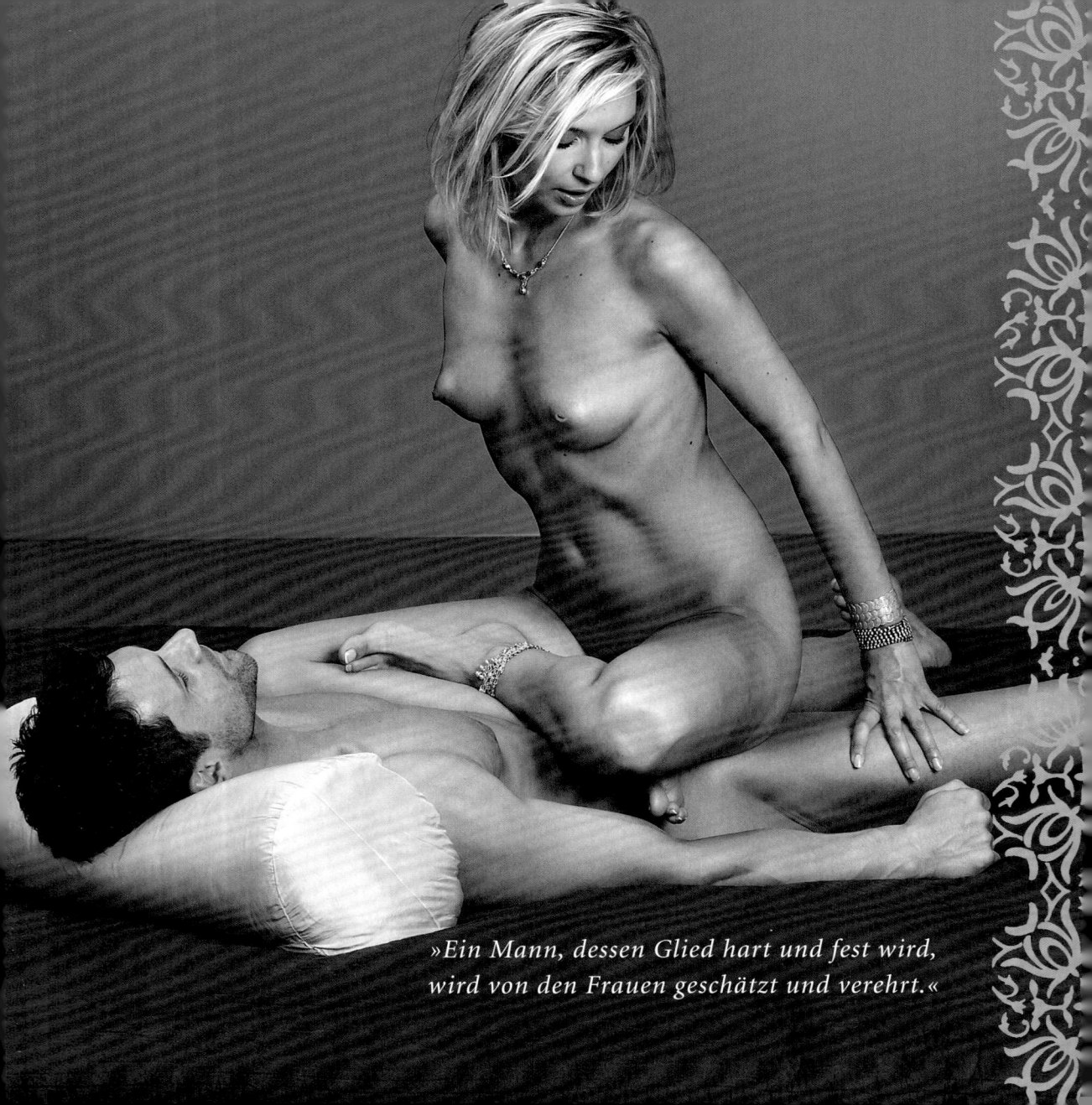

»Ein Mann, dessen Glied hart und fest wird,
wird von den Frauen geschätzt und verehrt.«

Schwebendes Erheben

Diese Position ist ganz auf die Bedürfnisse und Gelüste der Frau zuge-
schnitten. Sie ist auch ideal, wenn sie nach ein, zwei Liebesspielereien
noch nicht ganz auf ihre Kosten gekommen ist. Er legt sich dazu ganz

entspannt auf die Laken. Vielleicht verschränkt er seine Hände hinter seinem
Rücken und lässt sich von ihr zunächst
mit den Händen oder den Lippen verwöhnen. Dann beugt sie sich über ihn, setzt
sich in seine Körpermitte und verschränkt
ihre Beine zum Schneidersitz. Mit den
Händen hält sie sich hinten an seinen
Oberschenkeln fest und kann nun in
ihrem Rhythmus auf- und abschwingen.
Sobald sie sich leicht zurücklehnt, erlebt
sie eine intensive Stimulation ihres G-
Punktes. Er kann ihre Erregung noch steigern, indem er ihre Brüste und Brustwarzen streichelt, kneift oder massiert – je
nachdem, was ihr die größte Lust bereitet.

 TIPP ZUR LUSTSTEIGERUNG

Zögern Sie das Verlangen Ihres/r Liebsten
ruhig ab und zu heraus oder machen Sie
einfach das Gegenteil von dem, was er oder
sie will. Verlangt sie nach schnelleren Stößen, gehen Sie es langsamer an. Will er,
dass Sie sich umdrehen, drücken Sie ihn
aufs Bett und üben das »Schwebende Erhe-
ben«. Natürlich funktioniert das nur, wenn
Sie beide Spaß am Tempo- und Stellungswechsel haben. Behalten Sie Ihren Partner
deshalb im Auge und übertreiben Sie es
nicht, damit die Stimmung lustvoll bleibt.

 EROTISCHE FANTASIEN

Erst die Vorstellungskraft und die entsprechenden Gedanken lassen laut
Vatsyayana erotische Liebesgefühle entstehen. Das heißt, bei dieser Art
der Erregung, kommt es noch gar nicht zum Sex. Angeregt wird die erotische Fantasie allein durch das ständige Kreisen der Gedanken um die
schönste Sache der Welt.

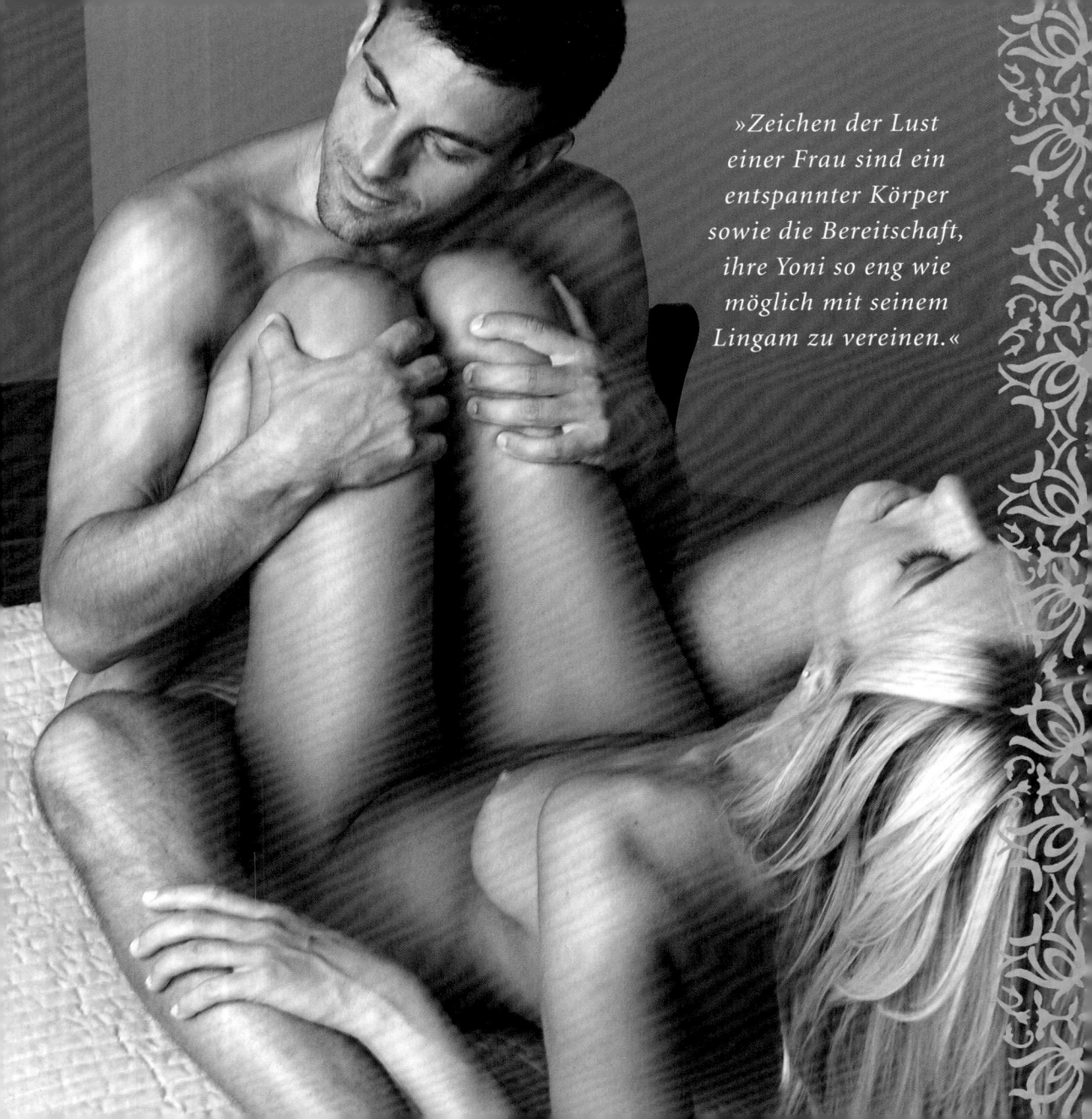

»Zeichen der Lust einer Frau sind ein entspannter Körper sowie die Bereitschaft, ihre Yoni so eng wie möglich mit seinem Lingam zu vereinen.«

Die Zwillingsstellung

Er sitzt in dieser erregenden Position mit weit gespreizten Beinen vor ihr. Um einen guten Halt zu haben, kann er sich anlehnen. Sie setzt sich zwischen seine Beine, und nach intensivem Streicheln, Küssen und Beißen lässt sie sich auf seinem Lingam nieder. Dann lehnt sie sich vorsichtig zurück und stützt sich auf den Ellenbogen ab. Für einen besseren Halt, kann sie sich auch an seinen Waden oder in seinen Kniekehlen festhalten. Ihre Knie sind auf jeden Fall eng an seinen Oberkörper gepresst, und er hält sie zudem mit seinen Händen zusammen. Sie kann zusätzlich die inneren Oberschenkelmuskeln anspannen: So aktiviert sie ihren Beckenboden und die Yoni wird enger, was den lustvollen Druck auf seinen Lingam erhöht und ihn noch stärker erregt. Er stößt nun in seinem Rhythmus, und obwohl er nicht sehr tief eindringt, garantiert diese Position beiden höchste Lust.

 TIPP ZUR LUSTSTEIGERUNG

Gestalten Sie Ihr Vorspiel doch einmal ganz anders: Lesen Sie sich vor dem Liebesspiel gegenseitig vor und genießen Sie die Bilder, die dabei vor Ihrem inneren Auge entstehen. Suchen Sie sich dazu ein Buch oder einen Text aus, der erlesen und mit Leidenschaft von Begehren und Sehnen, Lieben und Hemmungslosigkeit erzählt. Literarische Schmuckstücke dieses Genres entdecken Sie bei Autoren wie Anaïs Nin, David Herbert Lawrence, Alberto Moravia oder Manuel Vazquez Montalban.

 ### SEXUALITÄT ALS SPIRITUELLE ÜBUNG

Der menschliche Körper gilt in den Religionen des Hinduismus und Buddhismus als ein Vehikel auf dem Weg zur geistig-religiösen Weiterentwicklung. Aus diesem Grunde soll er gut gepflegt werden. Die alten vedischen Schriften sind reich an wertvollen und teilweise bis heute gültigen Weisheiten zur richtigen Ernährung, zur Heilkunde und Gesunderhaltung des Körpers sowie zur Erhaltung seiner Beweglichkeit.

BÜCHER UND ADRESSEN

Buchtipps

Bailey, Nicole:
69 heiße Sex-Tipps;
GRÄFE UND UNZER
VERLAG

Cavelius, Anna, Schuster,
Monika:
food for love;
GRÄFE UND UNZER
VERLAG

Doniger, Wendy; Kakar,
Sudhir (Hrsg.):
Vatsyayana, Kamasutra;
Verlag Klaus Wagenbach

Glasl, Tina, Reger Stefanie:
**Liebescoach, Blitz-
schnelle Lösungen für
den Beziehungsalltag;**
GRÄFE UND UNZER
VERLAG

Kast, Bas:
**Die Liebe und wie sich
Leidenschaft erklärt;**
Fischer Verlag

Kettenring, Maria:
**Erotische Partnermassa-
ge;** GRÄFE UND UNZER
VERLAG

Leiter, Ferdinand, Dr., Thal,
Hans H., Dr. (Hrsg.):
**Mallanaga Vatsyayana,
Das vollständige Kama-
sutra;** RaBaKa Publishing

Mary, Michael:
**Fünf Lügen, die Liebe
betreffend;**
Hoffmann und Campe

Meier, Natascha:
Kamasutra-Box; GRÄFE
UND UNZER VERLAG

Riek, Saleem Matthias:
**Herzenslust. Lieben ler-
nen und die tantrische
Kunst des Seins;**
Aurum Verlag

Schnarch, David:
**Die Psychologie sexueller
Leidenschaft;** Klett-Cotta

Literatur, die Lust macht

Boccaccio, Giovanni:
Das Dekameron;
Insel Verlag

Casanova, Giacomo:
**Geschichte meines
Lebens;** Aufbau Taschen-
buch Verlag

Duras, Marguerite:
Der Liebhaber;
Suhrkamp Verlag

Lawrence, David Herbert:
Lady Chatterley;
Rowohlt Verlag

Miller, Henry:
Stille Tage in Clichy;
Büchergilde Gutenberg

Moravia, Alberto:
La Noia; Rowohlt
Taschenbuch Verlag

Nin, Anaïs:
Das Delta der Venus;
Fischer Verlag

Internetadressen

www.tantra-news.de
Hier finden Sie umfangreiche Infos rund um Tantra. Bietet aktuelle Veranstaltungshinweise, Adressen von Seminaranbietern und Links.

www.brigitte.de
Unter Liebe & Sex gibt es hier Infos, Tests und vieles mehr rund um Liebe, Sex und Partnerschaft.

www.netdoktor.de
Unter Sex und Partnerschaft finden Sie heiße Tipps und Ideen sowie fundierte Infos zu den Themen Verhütung, Lust und Liebe.

www.darlingfrivole.de
Der ziemlich edle Münchner Sex-Shop bietet online in der »Boutique for little somethings« allerhand erotische Toys zum Bestellen.

www.agentprovocateur.com
Sehr schöne, sehr exklusive Dessous finden Sie bei diesem Trendlabel. Achtung: teuer!

www.profamilia.de
Website von Pro Familia, die in Frankfurt am Main sitzen. Bietet Information über Verhütung sowie Sexualpädagogik und Sexualberatung.

www.weam.com
Erotische Kunst macht Lust auf mehr. Deshalb lohnt sich ein Besuch des World Erotic Art Museums Miami – wenigstens virtuell.

www.sexologie.org
Website der Deutschen Gesellschaft für sozialwissenschaftliche Sexualforschung mit Sitz in Düsseldorf. Hier gibt es Infos zur Sexualforschung, Sexualberatung sowie über sexualwissenschaftliche Kongresse der DGSS.

WICHTIGER HINWEIS

Die Gedanken und Anregungen in diesem Buch stellen die Meinung bzw. Erfahrung der Verfasserin dar. Sie wurden von der Autorin nach bestem Wissen erstellt und mit größtmöglicher Sorgfalt geprüft. Jede Leserin, jeder Leser ist jedoch für das eigene Tun und Lassen selbst verantwortlich. Weder Autorin noch Verlag können für eventuelle Schäden, die aus den im Buch gegebenen Hinweisen resultieren, eine Haftung übernehmen.

Impressum

© 2009 GRÄFE UND UNZER VERLAG GmbH, München Alle Rechte vorbehalten. Nachdruck, auch auszugsweise, sowie Verbreitung durch Bild, Funk, Fernsehen und Internet, durch fotomechanische Wiedergabe, Tonträger und Datenverarbeitungssysteme jeder Art nur mit schriftlicher Genehmigung des Verlags.

ISBN 978-3-8338-1730-4

1. Auflage 2009

Programmleitung: Ulrich Ehrlenspiel
Redaktion: Anja Schmidt
Lektorat: Angela Hermann-Heene
Layout: independent Medien-Design, Claudia Hautkappe
Herstellung: Markus Plötz
Satz: Christopher Hammond
Lithos: Longo AG, Bozen
Druck und Bindung: Firmengruppe Appl, Wemding

GRÄFE UND UNZER
Ein Unternehmen der
GANSKE VERLAGSGRUPPE

Coverfoto, Fotoproduktionen Innenteil: Astrid Obert, München

Bildnachweis: Getty Images, Seite 2–3

Dank

Herzlichen Dank für die freundliche Unterstützung der Fotoproduktion an die Firma KOKON Mobiliar & Innendekorationen, München

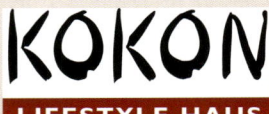

Die GU-Homepage finden Sie unter www.gu-online.de

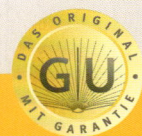

Unsere Garantie

Liebe Leserin und lieber Leser,

wir freuen uns, dass Sie sich für ein GU-Buch entschieden haben. Mit Ihrem Kauf setzen Sie auf die Qualität, Kompetenz und Aktualität unserer Ratgeber. Dafür sagen wir Danke! Wir wollen als führender Ratgeberverlag noch besser werden. Daher ist uns Ihre Meinung wichtig. Bitte senden Sie uns Ihre Anregungen, Ihre Kritik oder Ihr Lob zu unseren Büchern. Haben Sie Fragen oder benötigen Sie weiteren Rat zum Thema? Wir freuen uns auf Ihre Nachricht!

Wir sind für Sie da!
Montag – Donnerstag: 8.00 – 18.00 Uhr; Freitag: 8.00 – 16.00 Uhr
Tel.: 0180 - 5 00 50 54*   *(0,14 €/Min. aus dem dt. Festnetz/
Fax: 0180 - 5 01 20 54*   Mobilfunkpreise können abweichen.)
E-Mail: leserservice@graefe-und-unzer.de

P.S.: Wollen Sie noch mehr Aktuelles von GU wissen, dann abonnieren Sie doch unseren kostenlosen GU-Online-Newsletter und/oder unsere kostenlosen Kundenmagazine.

GRÄFE UND UNZER VERLAG
Leserservice
Postfach 86 03 13
81630 München